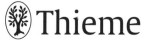

Die motorische Entwicklung bei Zerebralparesen

Berta Bobath · Karel Bobath

Deutsche Übersetzung von
Erika Staehle-Hiersemann

6., unveränderte Auflage
67 Abbildungen

Georg Thieme Verlag Stuttgart · New York

Titel der Originalausgabe:
Motor Development in the different Types of Cerebral Palsy
© BERTA BOBATH & KAREL BOBATH
Heinemann, London 1975

Autoren:

BERTA BOBATH, F. C. S. P., und KAREL BOBATH, The Western Cerebral Palsy Centre, London

Übersetzerin:

ERIKA STAEHLE-HIERSEMANN, Krankengymnastik, Stuttgart

Bibliografische Information Der Deutschen Bibliothek

Die Deutsche Bibliothek verzeichnet diese Publikation in der Deutschen Nationalbibliografie; detaillierte bibliografische Daten sind im Internet über http://dnb.ddb.de abrufbar.

Wichtiger Hinweis:
Wie jede Wissenschaft ist die Medizin ständigen Entwicklungen unterworfen. Forschung und klinische Erfahrung erweitern unsere Erkenntnisse, insbesondere was Behandlung und medikamentöse Therapie anbelangt. Soweit in diesem Werk eine Dosierung oder eine Applikation erwähnt wird, darf der Leser zwar darauf vertrauen, daß Autoren, Herausgeber und Verlag große Sorgfalt darauf verwandt haben, daß diese Angabe **dem Wissensstand bei Fertigstellung des Werkes** entspricht.
Für Angaben über Dosierungsanweisungen und Applikationsformen kann vom Verlag jedoch keine Gewähr übernommen werden. **Jeder Benutzer ist angehalten,** durch sorgfältige Prüfung der Beipackzettel der verwendeten Präparate und gegebenenfalls nach Konsultation eines Spezialisten festzustellen, ob die dort gegebene Empfehlung für Dosierungen oder die Beachtung von Kontraindikationen gegenüber der Angabe in diesem Buch abweicht. Eine solche Prüfung ist besonders wichtig bei selten verwendeten Präparaten oder solchen, die neu auf den Markt gebracht worden sind. **Jede Dosierung oder Applikation erfolgt auf eigene Gefahr des Benutzers.** Autoren und Verlag appellieren an jeden Benutzer, ihm etwa auffallende Ungenauigkeiten dem Verlag mitzuteilen.

1. Auflage 1977
2. Auflage 1983
3. Auflage 1989
4. Auflage 1994
5. Auflage 1998

Alle Rechte, insbesondere das Recht der Vervielfältigung und Verbreitung sowie der Übersetzung, vorbehalten. Kein Teil des Werkes darf in irgendeiner Form (durch Photokopie, Mikrofilm oder ein anderes Verfahren) ohne schriftliche Genehmigung des Verlages reproduziert oder unter Verwendung elektronischer Systeme verarbeitet, vervielfältigt oder verbreitet werden.

© 1977, 2005 Georg Thieme Verlag, Rüdigerstraße 14, D-70469 Stuttgart
Printed in Germany
Satz und Druck: Druckhaus Götz GmbH, D-71636 Ludwigsburg (Linotype System 5 [202])

ISBN 3-13-539006-3   1 2 3 4 5 6

*Als Anerkennung für unsere Schweizer Freundin
Frau Dr. Elspeth Koeng
für ihre große Leistung auf dem Gebiet der Frühbehandlung
zerebralparetischer Kinder*

Vorwort

Herr Dr. Karel Bobath und seine Frau Berta sind mit Recht für ihre Beobachtungen des zerebralparetischen Kindes bekannt. Die Behandlung, die sie in den letzten 30 Jahren gefunden und weiterentwickelt haben, ist auf neurophysiologischen Prinzipien aufgebaut und hebt sich aus der Masse der namengebenden „Methoden" angenehm heraus.

In dieser Monographie wird die motorische Entwicklung bei verschiedenen Typen der Zerebralparese beschrieben. Sicher ist sie äußerst brauchbar für Krankengymnasten, Pädiater und Neurologen, die sich mit der Untersuchung und Behandlung dieser Kinder befassen.

Wir sind froh, daß uns das Wissen dieser beiden bedeutenden Persönlichkeiten zugänglich gemacht wird. Wir alle danken ihnen für ihren Beitrag und sind ihnen besonders für dieses Buch dankbar.

RONALD MAC KEITH DM FRCP
ehem. Direktor, Newcomen Clinic,
Guy's Hospital, London, SE 1 9RT

Inhaltsverzeichnis

Einführung 1

Diagnose der Entwicklung 3

Meilensteine der Entwicklung des normalen Kindes 4
Stadium 3. Monat 4
Stadium 5. Monat 5
Stadium 7.–8. Monat 5
Stadium 9.–10. Monat 5
3–4 Monate 6
5 Monate 6
6 Monate 7
7–8 Monate 8
8–10 Monate 8

Das Ineinandergreifen motorischer Bewegungsmuster bei normaler kindlicher Entwicklung 9

Meilensteine der Entwicklung und die Behandlung bei Zerebralparese 11

Die Vorstellung motorischer Entwicklung als Folge von „Meilensteinen" 12

Diagnose und Prognose 13

Die Differenzierung primitiver und abnormer Muster 15

Die Entwicklung der Spastizität 17
Entwicklung intermittierender Spasmen 19

Stadien abnormer motorischer Entwicklung 20
Gemeinsame Merkmale der verschiedenen Typen 21

Stadien abnormer Entwicklung 22
Die spastische Diplegie 22
Erstes Stadium: Rückenlage, Bauchlage, Rollen, Kriechen und unterstütztes Sitzen 23

Zweites Stadium: Knien, Kriechen und zum Stand kommen	29
Drittes Stadium: Stehen und Gehen	34

Die Hemiplegie   39

Erstes Stadium: Rückenlage, Bauchlage, Rollen und Sitzen	39
Zweites Stadium: Aufstehen und Stand	44
Drittes Stadium: Gehen	45

Die athetotische Quadriplegie (Tetraplegie)   49

Erstes Stadium: Rückenlage, Bauchlage und Hochziehen zum Sitz	51
Zweites Stadium: Sitzen, Knien und Rollen	54
Drittes Stadium: Stehen und Gehen	64

Die spastische Quadriplegie (Tetraplegie)   68

Erstes Stadium: Rückenlage, Bauchlage, unterstützter Sitz	70
Zweites Stadium: Sitz und Rollen	76
Drittes Stadium: Fortbewegung auf dem Boden. Sitz ohne Unterstützung, Stehen und Gehen	79

Zusammenfassung   83

Literatur   84

Sachverzeichnis   85

Einführung

Während des Wachstums und bis zur Reife eines Säuglings finden große Veränderungen statt. Dies ist sowohl bei der normalen, als auch bei der abnormen motorischen Entwicklung der Fall. Normale motorische Entwicklung bedeutet das schrittweise Entfalten der latenten Fähigkeiten eines Kindes. Die frühen und ziemlich einfachen Bewegungen des Säuglings ändern sich ständig, werden differenzierter und komplexer. Stufe für Stufe werden frühere Errungenschaften modifiziert, vervollkommnet und den feineren und selektiveren Bewegungsmustern und Fertigkeiten angepaßt. Dieser Prozeß dauert Jahre. Doch die gravierendsten und schnellsten Veränderungen finden schon während der ersten 18 Monate statt; in diesen werden die fundamentalsten und wichtigsten Meilensteine der Entwicklung erreicht. In dieser Zeit lernt das Kind, allein aufzustehen, mit einiger Sicherheit gehen und seine Hände für Manipulationen gebrauchen, wenn auch noch ziemlich ungeschickt. Viele Dinge kann das Kind in diesem Alter immer noch nicht tun, doch wird seine Entwicklung auch seine Aktivitäten weiterhin verändern. Bis zum Alter von etwa 3 Jahren verbessern sich sein Gleichgewicht und die Geschicklichkeit seiner Hände ziemlich schnell. Das Kind lernt rascher und ausbalancierter zu gehen, zu rennen und allein zu essen; es hilft beim An- und Ausziehen, es lernt zu spielen und zu sprechen.

Mit 5 Jahren ungefähr wird es schulreif. Jetzt kann es sein Gleichgewicht gut kontrollieren, es kann hüpfen, Spiele spielen und kann selektive und präzise Bewegungen seiner Hände für manuelle Fertigkeiten koordinieren. Es ist reif, schreiben zu lernen. Von jetzt an verlangsamt sich die Entwicklung und es finden keine drastischen und schnellen Änderungen mehr statt, obwohl sich die Koordination und die Fertigkeiten weiterhin während der Schulzeit verbessern.

Auch ein Kind mit einer Zerebralparese entwickelt sich, jedoch langsamer. Seine Entwicklung ist nicht nur verzögert, sondern sie nimmt einen abnormen Verlauf. D. h., schwere Fälle, z. B. Kinder, deren ganzer Körper betroffen ist, ändern sich nur sehr wenig über lange Zeit oder aber sie bleiben in ihrer Entwicklung in einem frühen Stadium ganz stehen. Außerdem können die Veränderungen der Bewegungsabläufe eines zerebralgeschädigten Kindes verlangsamt sein, sich dafür aber bis zur Adoleszenz oder sogar bis zum Erwachsenenalter verbessern. Dies ist besonders bei einigen athetotischen und ataktischen Kindern der Fall, da sie beweglich bleiben und nicht so leicht Kontrakturen und Deformitäten entwickeln. Tatsächlich lernen manche Kinder mit Athetose erst mit 14 oder 15 Jahren laufen.

Diagnose der Entwicklung

Es ist Tatsache, daß die Diagnose einer Zerebralparese im frühkindlichen Alter, d. h. bei einem Säugling von 4 oder sogar 6 Monaten, schwierig ist. Bei einigen wenigen Säuglingen können die frühen Zeichen einer Abweichung vom Normalen spontan verschwinden und die Kinder entwickeln sich in der Folge normal. Manchmal findet man bei diesen Kindern dann im Schulalter eine gewisse Ungeschicklichkeit und Schwierigkeiten bei selektiven Feinbewegungen, einhergehend mit Perzeptionsproblemen (ROSENBERG u. WELLER 1973). Viele der leichten Fälle erscheinen im frühen Kindesalter physisch normal oder ziemlich normal und zeigen nur eine gewisse Retardierung der Entwicklung. Diese frühen Zeichen retardierter Entwicklung können dazu führen, nur die geistige Retardierung zu diagnostizieren. Es sei denn, es finden sich auch offensichtliche Zeichen physischer Anomalie. Alle Kinder mit Zerebralparese erreichen ihre „Meilensteine der Entwicklung" später als normal, ungeachtet ihrer Intelligenz und des Grades ihrer Schädigung. Dies trifft nicht nur beim Kind mit Quadriplegie zu, sondern auch bei dem mit Diplegie und Hemiplegie. Evtl. ändert sich in der Aktivität des Kindes in den ersten 12 Monaten wenig – bei schweren Fällen sogar bis zu 18 Monaten. Dabei ist dies unter normalen Umständen die Zeit der größten Änderungen. Darüber hinaus findet man früher oder später, je nach Schwere des einzelnen Falles und zusätzlich zur Reifeverzögerung, eine Abweichung von der normalen Entwicklung. Man erkennt dies am Erscheinungsbild der abnormen motorischen Bewegungsabläufe. Diese Abweichung tritt auf, wenn der Säugling aktiver wird, wenn er sich aufsetzen will, Arme und Hände benutzen will, um sich zum Stand hochzuziehen oder wenn er trotz seines Handicaps gehen will. Dann werden Spastizität, Athetosis oder Ataxie sichtbar: Sie werden ausgeprägter und die Abnormität der Haltungs- und Bewegungsmuster des Kindes zunehmend deutlicher.

Diese Entwicklung und die stärkere abnorme Aktivität wirken störend auf die normale motorische Entwicklung ein und machen diese somit unmöglich. Daher versucht das Kind sich mit einer unzureichenden Ausrüstung an motorischen Mustern zu bewegen, indem es die weniger betroffenen oder gar nicht betroffenen Funktionen kompensatorisch einsetzt. Viele der wichtigen und fundamentalen Muster motorischer Entwicklung, die bei einem normalen Kind in bestimmten Stadien des Wachstums für spätere komplexere Aktivitäten auftauchen, fehlen. Die Entwicklung des Kindes ist nicht nur verzögert, sondern auch – als Folge der Läsion – durcheinandergebracht und gestört.

Meilensteine der Entwicklung des normalen Kindes

Die „Meilensteine der Entwicklung" des normalen Kindes und seine Bewegungsabläufe in den verschiedenen Altersstufen sind wohlbekannt und klar vorherzusagen. „Meilensteine" sind Aktivitäten, die ein normales Kind in bestimmten chronologischen Stadien erreicht. Sie sind isoliert und aus dem Zusammenhang einer vielseitigen Entwicklung herausgenommen. Sie werden benutzt, um den motorischen und geistigen Fortschritt eines Kindes zu testen und haben ihren Wert bei der Feststellung und Diagnose motorischer und geistiger Retardierung, besonders bei den Fällen, wo man keine Zeichen pathologischer Abweichungen findet. Die Entwicklung geht jedoch nicht in einer linearen Folge einzelner „Meilensteine" voran. In jedem Stadium einer Entwicklung, so, wenn das Kind einen spezifischen „Meilenstein" erreicht, erlangt es auch viele andere und gleichwichtige Fertigkeiten, die zu demselben Stadium gehören. Ein Säugling gewinnt bestimmte Grundfähigkeiten wie Kopf- und Rumpfkontrolle, Armstützfunktion und Gleichgewicht, d. h. mehr und mehr Haltungskontrolle gegen die Schwerkraft. Diese Fähigkeiten drücken sich in einer Anzahl verwandter Aktivitäten aus und nicht in einem bestimmten „Meilenstein".

Einige Stadien dieser Entwicklung (das Alter von 3, 5, 7 und 9 Monaten) markieren die Erlangung bestimmter wichtiger Fähigkeiten, die das Kind auf neue und komplexere Aktivitäten vorbereiten und deshalb einige Bedeutung haben.

Stadium 3. Monat

Vorbereitung zur symmetrischen Orientierung. Obwohl in Rückenlage noch das Beugemuster vorherrscht, erzeugt das Kopfheben in Bauchlage, mit dem Unterarm als Stütze, eine zunehmende Streckung des Rumpfes und der Beine.

Stadium 5. Monat

Während dieses Stadiums nimmt die Streckung und die Symmetrie weiter zu. In Bauchlage hebt das Kind jetzt gut seinen Kopf (gestreckte und abduzierte Beine), stützt sich auf die gestreckten Arme und fängt an, nach etwas zu greifen. Es zieht sich aus der Rückenlage gegen die Schwerkraft hoch (trotz starker Streckaktivität in Rücken- und Bauchlage). In Rückenlage hebt es das Becken als Vorbereitung für die Streckaktivität im späteren Stand. Sitzt es mit Unterstützung, so wirft es sich leicht nach hinten, Landau-Reaktion und Schutzreaktion setzen jetzt ein. Beide sind Teile der größeren Fähigkeit des Säuglings, sich gegen die Schwerkraft zu strecken. Noch fehlt die Rumpfbalance im Sitzen. Die ersten Gleichgewichtsreaktionen in Bauch- und Rückenlage erscheinen.

Stadium 7.–8. Monat

Das Kind kann sich nun um die eigene Körperachse drehen (die Körperstellreaktionen auf den Körper modifizieren die totale Rotation des primitiven Halsstellreflexes). Es kann sich aus der Bauch- in die Rückenlage drehen und aus der Rücken- in die Bauchlage. Es benötigt diese Rotation zur Einleitung des Krabbelns und des Aufsetzens aus der Bauchlage. Mit 8 Monaten etwa kann es ohne unterstützende Hilfe der Arme sitzen und, wenn es das Gleichgewicht verliert, sich seitlich mit den Armen abstützen. Gleichgewichtsreaktionen im Sitzen erscheinen. Das Kind zieht sich schon zum Stand hoch, kann aber noch nicht auf Händen und Knien gehen.

Stadium 9.–10. Monat

In diesem Stadium beginnt das Kind auf allen Vieren zu krabbeln, und zwar auf Händen und Füßen oder abwechselnd mit einem Knie und einem Fuß auf dem Boden. Es dreht sich um sich selbst, schiebt sich im Sitzen vorwärts und kann, sich an Möbeln abstützend oder wenn es an beiden Händen gehalten wird, gehen. Noch muß es lernen, das Gleichgewicht beim Gehen zu halten, braucht deshalb Hilfe und läuft am Anfang auf großer Unterstützungsfläche mit weit abduzierten Beinen.

Man sieht also, daß die wichtigen Veränderungen, die beim normalen Kind stattfinden (ebenso die zunehmende Entwicklung verschiedener spontaner Aktivitäten) auf der allmählichen Zunahme der

Haltungskontrolle gegen die Schwerkraft aufbauen und von ihr ermöglicht werden. Wenn sich die Stellreaktionen entwickeln und um den 6./7. Monat herum tätig werden, dann werden sie in den Gleichgewichtsreaktionen modifiziert und mit ihnen kombiniert. Die sich entwickelnde Schutzreaktion der Arme ist ebenso wichtig. Gleichzeitig mit dieser Entwicklung können wir eine Veränderung der motorischen Muster der Gliedmaßen von Beugung – Adduktion des Neugeborenen über Beugung – Abduktion beobachten. Vom 7. Monat an kombiniert sich das Streck-Abduktions-Muster der Beine mit der Rotation im Rumpf. Dies ist eine notwendige Voraussetzung für normale Gleichgewichtsreaktionen.

Sicher interessiert die folgende kurze Zusammenfassung verwandter Aktivitäten, die zu den verschiedenen Stadien normaler Entwicklung gehören:

3–4 Monate

Das Beuge-Adduktions-Muster der Gliedmaßen des ganz jungen Säuglings hat sich zum Beuge-Abduktions-Muster geändert.

Die Entwicklung der Kopfkontrolle, des Unterarmstütz und der Ausrichtung zur Mittellinie zeigen sich folgendermaßen:

Bauchlage: Kopf in Mittellinie; Streckung reicht zum Unterarmstütz aus. Orientierung zur Mittellinie.

Rückenlage: Kopf in Mittellinie; Handspiel; Arme gebeugt; Beine gebeugt und abduziert.

Hochziehen zum Sitz: Kopf wird mit dem Rumpf in einer Linie gehalten, noch etwas Anfangsverzögerung.

Sitzen: Rumpf muß unterstützt werden, Kopf kann einigermaßen ruhig gehalten werden, wenn der Rumpf bewegt wird.

5 Monate

Symmetrie. Beginn der Streckung – Abduktion der Gliedmaßen und die Landau-Reaktion zeigen sich folgendermaßen:

Bauchlage: Weitere Streckung; „Schwimmen" auf dem Boden, Beine abduziert – gestreckt, von der Unterlage abgehoben. Arme entweder nach vorn, fast gestreckt und zur Unterstützung benützt oder in den Schultern zurückgezogen und gebeugt, Hände dabei von der

Unterlage abgehoben. Gegen Ende dieser Stufe stützt sich das Kind auf einen Unterarm und langt mit der anderen Hand nach einem Spielzeug. Es dreht sich von der Bauch- in die Rückenlage. Landau-Reaktion setzt ein.

Rückenlage: Starke Streckung der Schultern und des Rückens; Ellbogen gebeugt; Beine gebeugt – abduziert. Die Arme können nach vorn gebracht und die Hände zusammengeführt werden. Dreht sich auf beide Seiten. Mit 5 Monaten kann das Kind den Rücken spannen und das Becken heben, um eine „Brücke" zu machen, damit „übt" es die Streckung. Es fängt an, den Kopf zu heben.

Hochziehen zum Sitz: Kopf kommt mit nach vorn. Es hilft beim Aufsetzen mit. Die Beine werden dabei in Beugung – Abduktion abgehoben.

Sitz: Sehr unsicher, kein Gleichgewicht oder Armstütz. Die Arme werden in den Schultern mit gebeugten Ellbogen zurückgezogen. Wirft sich gern zurück oder fällt zurück.

Stand: Unterstützt, fängt es an, sein Gewicht zu tragen, jedoch noch auf adduzierten Beinen.

6 Monate

Starke Streckung und Abduktion der Arme und Beine. Starke Stellreaktionen. Landau wird stärker. Gute Kopfkontrolle in Rücken- und Bauchlage.

Bauchlage: Volle Streckung und Stütz auf gestreckten Armen. Greift mit der einen Hand nach Spielzeug, während es sich mit der anderen abstützt. Beine sind gestreckt und abduziert.

Rückenlage: Streckt die Arme nach vorn, wenn die Mutter es hochnimmt. Hebt die Beine und spielt mit den Füßen. Fuß zum Mund. Dreht sich auf den Bauch. (Streckung und Abduktion ermöglichen Rotation – Körperstellreaktionen auf den Körper setzen ein.)

Hochziehen zum Sitz: Hebt die Beine mit Streckung; hebt den Kopf von der Unterlage, zieht sich zum Sitzen hoch.

Sitz: Stützfunktion der Arme nach vorn. Fällt jedoch noch leicht nach hinten. Sitzt kurz ohne Unterstützung; noch keine Rumpfbalance.

Stand: Stramm stehend, das Gewicht wird auf weit abduzierten Beinen gehalten.

7–8 Monate

Beginn der Rumpfrotation. Rumpfkontrolle und Sitzbalance entwickeln sich, der Landau-Reflex ist stark. Schutzreaktion nach vorn und zur Seite ist da. Dies zeigt sich folgendermaßen:

Bauchlage: Geht aus Bauchlage zum Sitzen. Dreht sich auf dem Bauch um sich selbst. Schiebt sich vor und zurück mit den Armen. Krabbelt und geht über eine Seite zum Sitzen.

Rückenlage: Schätzt diese Stellung nicht (starke Stellreaktionen). Dreht sich um oder setzt sich auf.

Sitz: Sitzt minutenlang ohne Hilfe. Stützfunktion der Arme nach vorn (7 Monate). Sitzbalance sehr gut, Stützfunktion der Arme zur Seite (8 Monate).

Stand: Zieht sich an Möbeln zum Stand hoch, kriecht aber noch nicht auf Händen und Knien.

8–10 Monate

Beginn der Fortbewegung. Sehr starker Landau-Reflex. Sitzbalance perfekt. Beginn der Stützfunktion der Arme nach rückwärts. Dies zeigt sich folgendermaßen:

Bauchlage: Kriecht auf Händen und Knien, auf Händen und Füßen oder auf einem Fuß und einem Knie.

Sitz: Dreht sich im Sitzen um sich selbst, gute Balance ohne Armstütz. Geht vom Kriechen zum Sitzen und umgekehrt.

Stand: Beine weit abduziert. Geht, sich an Möbeln festhaltend, oder wenn es an beiden Händen gehalten wird.

Zusammenfassend gibt dieser kurze Überblick Beispiele ineinandergreifender Aktivitäten in verschiedenen Stadien der kindlichen motorischen Entwicklung. Er zeigt, daß bestimmte Grundbestandteile (z. B. bessere Kontrolle gegen die Schwerkraft, Kopfkontrolle, Rotation, Stützfunktion der Arme und Gleichgewichtsreaktionen) es dem Kind ermöglichen, seine Aktivitäten gleichzeitig in verschiedene Richtungen zu entwickeln. Auch zeigt er, daß die Entwicklung nicht linear vorangeht und daß es oft eine Überschneidung von Fähigkeiten gibt.

Diese Zusammenfassung befaßt sich nur mit der motorischen Entwicklung: spezielle Richtungen der Entwicklung (z. B. video-motorische Kontrolle, geistiges Erfassen und Manipulationen, Sprech-

und Sprachentwicklung) wurden detailliert von anderen Autoren beschrieben (SHERIDAN, GRIFFETHS, GESELL und ILLINGWORTH). Aber natürlich sind diese Entwicklungspunkte offensichtlich mit der Entwicklung der allgemeinen motorischen Fähigkeit nahe verwandt.

Das Ineinandergreifen motorischer Bewegungsmuster bei normaler kindlicher Entwicklung

Wie schon vorher erwähnt, beeinflussen sich verschiedene Aktivitäten in den spezifischen Stadien der normalen Entwicklung gegenseitig. Sie können sich gegenseitig verstärken oder für kurze Zeit miteinander wetteifern. Diese Idee der „competition of motor patterns" stammt von MILANI (1964); sie ist sehr wertvoll. MILANI sagt: „Der dynamische Prozeß motorischer Umstrukturierung in den frühkindlichen Entwicklungsstadien scheint hauptsächlich ein Verflechten verschiedener Muster zu sein, die auftauchen und wieder verschwinden. Sie beeinflussen sich gegenseitig bei einer planmäßigen Integration in den Entwicklungsprozeß durch wechselseitiges Einwirken und durch ihren modulierenden Einfluß."

Wenn ein Kind versucht, etwas Neues zu tun, das noch schwierig für es ist, dann wird es dieses neue Muster mit großer Ausdauer „üben". Es konzentriert sich viele Tage oder sogar Wochen darauf. Frühere Aktivitäten werden für eine Zeit ausgesetzt oder sie verschlechtern sich in ihrer Ausführung aufgrund der Anstrengung, etwas Neues und Schweres auszuführen. Ist das neue Muster einmal eingeführt und leicht auszuführen, dann werden die früheren Muster wieder aufgenommen und werden ein Teil des neu erlangten. Beispiele hierfür sind die „Frühfähigkeiten": das primäre Stehen und das automatische Gehen, der Schreitreflex und der gekreuzte Streckreflex. Sie werden von ANDRÉ-THOMAS u. DARGASSIES (1960) beschrieben. Sie vermindern sich oder verschwinden ganz zwischen dem 2. und 6. Lebensmonat. MACKEITH hat jedoch (1964) gezeigt, daß z. B. das automatische Gehen noch lange ausgelöst werden kann, wenn man den Kopf des Säuglings hebt. Der Säugling nimmt kein Gewicht mehr auf seine Beine wie beim primären Stehen und die gut koordinierten Bewegungen des automatischen Gehens verschlechtern sich. Mit 5 Monaten nimmt der Säugling, wenn man ihn stellt, kein Gewicht auf seine Beine, sondern zieht sie an. Wenn man das automatische Gehen versucht, schleifen seine Beine, er bleibt auf den Zehen und dorsalflektiert die Füße nicht wie vorher.

Zwischen dem 3. und 8. Monat entwickelt sich eine starke Strecktendenz des Rumpfes und der Arme. Sie entwickelt sich gegen die Schwerkraft vom Kopf nach kaudal und damit werden die oberen Gliedmaßen des Kindes aktiver als seine Beine. Die Streckung dieser Phase ist exzessiv und ein dominantes Muster, das die vorher so gut koordinierten Bewegungen der Beine zu stören scheint. Wenn das Kind später wieder anfängt, Gewicht auf die Beine zu nehmen, so sind sie zunächst gestreckt und adduziert, die Füße plantarflektiert und die Zehen im Greifreflex gebeugt. Die Füße können derartig desorientiert sein, daß das Kind evtl. auf dem Fußrücken steht (ANDRÉ-THOMAS u. DARGASSIES 1960).

Das Übergewicht eines Musters über andere tritt auch bei Säuglingen auf, die hauptsächlich auf dem Bauch liegen. Sie gewinnen in Bauchlage oft die Streckung der Halswirbelsäule und des Rumpfes sehr früh, aber die Kopfkontrolle aus der Rückenlage wird dafür später als normal erreicht. Andere Säuglinge, die viel im Sitzen oder in Rückenlage gehalten werden, können ihren Kopf sehr früh aus der Rückenlage heraus heben. Sie zeigen gute Kopfkontrolle beim Traktionsversuch, aber können sich ungewöhnlich lang nicht aus der Bauchlage auf ihre Arme hochstemmen.

Einige Kinder kriechen nie auf allen Vieren, sondern bewegen sich im Sitzen auf dem Boden fort. Sie wurden von ROBSON (1970, 1973) „Rutscher" (shuffler) genannt. Er hält eine vorübergehende Hypotonie für den Grund dafür. Er sagt, „daß diesem Rutschen eine Phase der Hypotonie vorausgeht, eine Abneigung gegen die Bauchlage und Hüftbeugehaltung, das Kind scheint auch nur widerwillig Gewicht auf die Beine zu nehmen... Die Hypotonie läßt sie schließlich eine Art der Fortbewegung finden, eben in sitzender Stellung, rutschend auf dem Boden".

Wäre die Hypotonie der einzige Grund für die Unfähigkeit des Kindes, auf Händen und Knien zu gehen und zu kriechen, dann scheint es logisch, anzunehmen, daß diese Hypotonie auch die Fähigkeit des Kindes, zum Sitzen zu kommen und zu rutschen, stören würde. Da das Kind die Bauchlage ablehnt, wird es wahrscheinlich nicht in diese Lage gebracht, sondern lange Zeit im Sitzen zubringen. Ein Kind zieht bald das Sitzen der Bauchlage vor, da es so viel leichter sehen kann als wenn es auf dem Boden in Bauchlage liegt. Auch kann es seine Hände bequemer zum Spielen benutzen. Vielleicht war auch der Platz auf dem Boden nicht ausreichend, um das Kind dort in Bauchlage robben zu lassen, ehe es krabbelte oder lief, wie es die meisten Kinder machen. Das Muster, mit gebeugten Hüften zu sitzen, wird dadurch dominant und stört und verzögert damit die Streckung der Hüften, die Voraussetzung ist für das Stehen mit Gewichtübernahme. Dasselbe trifft für den „Armstütz" zu. Dieses können Gründe dafür sein, daß „Rutscher" spät laufen lernen.

Ein anderes gutes Beispiel für das „Wetteifern der Muster" und den störenden Einfluß der Vorherrschaft eines Musters über ein anderes kann bei Kindern beobachtet werden, die mit etwa 18 Monaten für eine Zeit zum bilateralen Gebrauch ihrer Hände zurückkehren, obwohl sie schon vorher ihre Hände einseitig oder beidseitig benutzt hatten (beschrieben von ILLINGWORTH 1960). Dieser zeitweilige Rückfall zur Bilateralität – also einer Stufe 4.-7. Monat entsprechend – kann auf das Gehen eines Kindes mit sehr breiter Basis und symmetrisch abduzierten Armen (zur Balancehaltung) zurückgeführt werden. Dieses symmetrische Streck-Abduktions-Muster oberer und unterer Gliedmaßen ist in diesem Stadium dominant und scheint mit den früher manifestierten Mustern der Rumpfrotation und den reziproken Armbewegungen (bei sicherem Sitz entwickelt) in Konflikt zu geraten.

Meilensteine der Entwicklung und die Behandlung bei Zerebralparese

Die „Meilensteine" und die abnormen motorischen Muster des zerebralparetischen Kindes sind genau wie die des normalen Säuglings in etwa vorauszusagen, aber sie sind bei den verschiedenen Typen der Zerebralparese unterschiedlich und nicht so gut bekannt. Der Vergleich von normaler und abnormer Entwicklung in punkto Meilensteine zum Zweck der Diagnose und besonders als Leitfaden für die Behandlung der Zerebralparese ist inadäquat und unbefriedigend. Es wurde konstatiert, daß der Hauptgrund für die Verzögerung beim Erreichen bestimmter Meilensteine nicht nur die Retardierung, sondern die Pathologie (d. h. das neurologische Defizit des Kindes) ist. Dies manifestiert sich in verschiedenen Arten von abnormen Haltungsreflexen, von abnormem Haltungstonus (z. B. Schlaffheit, Spastizität, Rigidität oder fluktuierender Tonus der athetotischen Gruppe) und in abnormen Haltungsmustern und Bewegungen. Die Entwicklung einer Zerebralparese sollte nicht in „Meilensteinen", sondern eher anhand von Modifizierungen der Koordinationsmuster und im Hinblick auf das Zusammenspiel von normalen und abnormen Haltungsreaktionen getestet werden. Damit kommt man zu einem besseren Verständnis der Ursachen für die Entwicklungsverzögerung oder dem Fehlen bestimmter „Meilensteine". Außerdem erlaubt es eine genaue Untersuchung der Art des Handicaps des Kindes und kann auch ein adäquater Leitfaden für die Behandlung sein. Tests in Form von Meilensteinen haben zu oft zu einer Diagnose geistiger Retardierung geführt.

Die Vorstellung motorischer Entwicklung als Folge von „Meilensteinen"

Auch dieses Konzept birgt eine Gefahr. Es kann dazu führen, sich auf starre und dogmatische Weise in der Behandlung auf das Erreichen einiger Aktivitäten zu konzentrieren, sozusagen eine nach der anderen. Dies kann sehr gefährlich sein, da es ein oder zwei Muster zu lange bestärkt, so daß andere Muster von gleicher Wichtigkeit für dieselbe Entwicklungsphase des Kindes ausgeschlossen werden. Es mißachtet das Ineinandergreifen der Muster untereinander und kann zur dauerhaften Verschlechterung oder sogar zum Verlust früherer Aktivitäten führen. Das langdauernde Beharren auf ein oder zwei Bewegungsmustern (wie z. B. Kriechen oder Krabbeln) und das Vernachlässigen funktionell und entwicklungsmäßig verwandter Muster wird sich auch störend auf das Erlernen neuer Aktivitäten auswirken.

Bei der Behandlung eines Kindes mit Zerebralparese sollte man nicht versuchen, eine Aktivität zu vervollkommnen ehe man zur nächsten übergeht. Das würde lange Zeit in Anspruch nehmen und die so entwickelten Bewegungsmuster würden über jedes andere dominieren. Wie wir vorher gesagt haben, geht der normale Säugling zur nächsten Aktivität über, ehe er die vorige bis zur Perfektion gelernt hat. Z. B. erreicht er eine gute Sitzbalance erst, wenn er schon stehen kann. Er kann auf allen Vieren kriechen, wenn er bereits anfängt, sich zum Stand hochzuziehen und sogar schon mit Unterstützung laufen kann; er fängt an zu laufen, wenn sich seine Gleichgewichtsreaktionen im Stand entwickeln.

Bei einer Zerebralparese mit abnormem Haltungstonus und mangelnder Koordination verhindert das ausschließliche Üben und Verstärken einer oder zweier Aktivitäten bei der Behandlung (abnorm ausgeführt über eine längere Zeitspanne) entweder einen Fortschritt oder macht neue und schwierigere Aktivitäten lediglich zu einer Modifikation des ursprünglich abnormen Musters. Dies würde bei einem spastischen Kind zu Kontrakturen und in der Folge zu Deformitäten führen. So ist zum Beispiel ein spastisches Kind, das das Stadium des Sitzens und Kriechens erreicht hat, aber nicht stehen und gehen kann (Aktivitäten, die zur selben Entwicklungsphase gehören) in Gefahr, Beugedeformitäten der Hüfte und der Knie zu entwickeln. Dieses Beugemuster wird dann im Lauf der Zeit dominant. Das athetotische und das ataktische Kind haben eine große Vielfalt abnormer Haltungs- und Bewegungsmuster. Sie sind daher nicht in Gefahr, Deformitäten zu entwickeln, da keins der Muster dominant werden kann. Dies trifft jedoch nicht auf den dystonischen Typ der Athetose zu oder auf Fälle gemischter Spastizität und Athetose. Auch diese Kinder können mit der Zeit Kontrakturen entwickeln, wenn auch gewöhnlich nicht so schnell wie wir es bei den reinen Spastikern sehen.

Diagnose und Prognose

Wie schon erwähnt, ist die Diagnose einer Zerebralparese bei Säuglingen unter 4 Monaten sehr schwierig, sogar noch mit 6 Monaten, wenn die Schädigung gering ist. Der Grund ist die Tatsache, daß der junge Säugling gewöhnlich keine große Abnormität zeigt. Die Zeichen sind hauptsächlich die einer Retardierung der motorischen Entwicklung und das Beibehalten primitiver Reaktionen.

Eine Differentialdiagnose (d. h. die Bestimmung des *Typs* der Zerebralparese) mit einiger Bestimmtheit in den ersten 6 Monaten oder sogar noch später zu stellen, ist sogar noch schwieriger. Die Differentialdiagnose eines sog. „schlaffen" Säuglings (floppy) ist besonders schwierig, da viele von ihnen später athetotisch oder ataktisch werden oder man findet heraus, daß sie an etwas anderem leiden als an einer Zerebralparese. Bei Kindern, bei denen recht früh spastische Quadriplegie diagnostiziert wurde, stellt sich diese später oft als Athetose heraus oder als Fälle gemischter Spastizität und Athethose. In welchem Ausmaß die Physis des Säuglings betroffen ist, kann auch schwierig vorauszusehen sein. Häufig stellt sich die im Säuglingsalter erhobene Diagnose Monoplegie (z. B. mit einer Armschädigung) später als Hemiplegie heraus. Eine, bei einem jungen Säugling diagnostizierte Hemiplegie stellt sich später als Quadriplegie heraus, bei der sich die schwerer betroffene Seite früher als pathologisch gezeigt hatte. Spastische Paraplegien können viel später zeigen, daß auch die Arme und Hände etwas mit einbezogen sind. Oft zeigt sich dies erst in der Schule. Spastische Diplegien werden häufig spät diagnostiziert, d. h. erst, wenn man eine Verzögerung im Sitzen (was manchmal erst mit 9 Monaten der Fall ist) bemerkt. Oder bei leichten Fällen wird die Diagnose erst mit 18 Monaten gestellt, wenn das Kind längst laufen sollte.

Erst wenn das zerebralparetische Kind aktiver wird, entwickeln sich die abnormen Haltungs- und Bewegungsmuster und verändern sich dann, wenn das Kind sie zu funktionellen Aktivitäten adaptieren will. Diese Änderungen erfolgen nach ziemlich vorhersehbaren Regeln. Sie unterscheiden sich aber dennoch bei den verschiedenen Typen der Zerebralparese, bei den spastischen Quadriplegien und Diplegien, bei den Hemiplegien und Athetosen.

Die Kenntnis dieser Veränderungen beim Kind ist von großer Wichtigkeit. Sie kann dem Arzt helfen, die ersten Anzeichen einer Anomalie zu entdecken, die Behandlung zu überwachen und zu führen. Einige, oder die meisten vorhersehbaren Veränderungen zum Schlechteren können verhindert werden. Unglücklicherweise bleibt die Prognose solange unsicher und die Behandlungsergebnisse unvorhersagbar, bis das Kind ein ziemlich stabiles Entwicklungsstadium erreicht hat. Ein stabiles Entwicklungsalter erreicht das Kind oft erst mit 5 Jahren oder noch später, besonders Kinder mit Ataxie oder Athetose.

Säuglinge, die man als leichte Fälle diagnostiziert hat und die deshalb schnell auf frühe Behandlung reagieren sollten, stellen sich als schwerer betroffen als erwartet heraus und brauchen für lange Zeit Behandlung. Oft sind dies die intelligenten Kinder, die sich zu sehr bemühen, zu früh auf die Beine zu kommen und ihre Hände zur Selbsthilfe zu früh benützen. Die Anstrengung verstärkt unglücklicherweise ihre abnormen Muster. Andererseits gibt es Säuglinge, die ziemlich schwer betroffen zu sein scheinen, die aber entgegen allen Erwartungen gute und ziemlich schnelle Behandlungsergebnisse bringen. Diese ganzen Faktoren machen die Prognose beim jungen Säugling unsicher.

Trotz dieser Unsicherheit sollte man tunlichst nicht die beste Zeit verpassen, wenn Behandlung noch die Qualität der Koordination bei den sich entwickelnden Aktivitäten beeinflussen und verbessern kann. Damit verhilft man dem Kind dazu, so normal wie möglich heranzureifen.

Bei all diesen Fällen tritt eine Verzögerung der „Meilensteine" ein. Bei vielen Frühgeburten und Babies mit stürmischem Geburtsverlauf hält man die Verzögerung der „Meilensteine" für normal und etwas Pathologisches wird nicht vermutet. Diagnose und Behandlung werden dadurch hinausgeschoben.

Bei einigen Kindern können frühe abnorme Zeichen wieder verschwinden und die Kinder sich normal entwickeln. Obwohl dann, wie schon erwähnt, sowohl Schwierigkeiten bei selektiven Bewegungen und Feinbewegungen als auch Perzeptionsprobleme im Schulalter entdeckt werden können (DORAN BENYON 1968, ROSENBERG u. WELLER 1973). Die Differenzierung zwischen leichten Abweichungen vom Normalen und „milden" Zeichen von Abnormität ist manchmal extrem schwierig. In solchen Fällen, besonders wenn die Säuglinge unter 4 Monate alt sind, ist das Hinausschieben einer Behandlung vertretbar. Natürlich nur, wenn man das Kind genau beobachtet und häufige Kontrollen über seine weitere Entwicklung gemacht werden. Wird bei diesen Fällen eine Behandlung durchgeführt, so spricht das Kind wahrscheinlich sehr gut darauf an und kann mit etwa 12 Monaten normal sein. Aber ob dieses Ergebnis, dieser Anspruch, ein Kind „geheilt" zu haben oder es „vor der Entwicklung einer Zerebralparese geschützt" zu haben wirklich der Behandlung zu verdanken ist, kann man bezweifeln. Man macht nichts falsch, wenn man einen Säugling unter 3 oder 4 Monaten behandelt, aber man sollte Erfolge nicht als Behandlungsergebnisse werten und diese Kinder nicht in irgendeiner Statistik festhalten. Kurz, wir halten es für besser, ein solches Kind unter genauer Kontrolle zu halten und eine Behandlung erst zu beginnen, wenn frühe Zeichen nicht verschwinden oder wenn sie offensichtlicher werden.

Die kritische Zeit scheint mit 4 Monaten zu sein. Die Zeichen von Abnormität werden dann deutlicher und die Diagnose läßt sich mit zunehmendem Alter des Säuglings leichter stellen. Der physische Zustand verwischt sich dann, wenn man ihn mit der früheren scheinbaren Normalität vergleicht, als die Diagnose schwierig war und man die Verzögerung der „Meilensteine" möglicherweise geistiger Retardierung zuschrieb.

Die Differenzierung primitiver und abnormer Muster

Es ist schwierig, eine klare Trennlinie zwischen den leicht abnormen Zeichen eines Hirnschadens und den primitiven normalen Bewegungsmustern eines 3 oder 4 Monate alten Säuglings zu ziehen. Ein Versuch ist hoffentlich für die Diagnose und die Therapie nutzbringend.

„Primitive Muster" kann man den sehr frühen Stadien kindlicher Entwicklung zuordnen, also ungefähr von der Geburt an bis zu 3 oder 4 Monaten. Als „abnorme motorische Muster" kann man die bezeichnen, die man zu keiner Zeit der Entwicklung eines normalen, voll ausgetragenen Säuglings sieht.

Die Schwierigkeit einer sehr frühen Diagnose ergibt sich aus der Tatsache, daß beide Arten motorischen Verhaltens in allen Fällen von Zerebralparese gefunden werden, mit einer folgenden Retardierung oder sogar dem Stillstand der motorischen Entwicklung. Bei sehr jungen Säuglingen und bei den leichteren betroffenen älteren Kindern herrschen die *primitiven* Muster vor, während bei den älteren und schwerer betroffenen Kindern die *abnormen* Muster deutlicher sind.

Primitive normale Bewegungsmuster können auf folgende Weise pathologisch sein:

1. Wenn man ein Muster nach dem anderen testet, ohne diese Muster mit anderen Aktivitäten desselben Stadiums der Entwicklung, die fehlen können, in Verbindung zu bringen. Es kann eine breite Streuung von Bewegungsmustern bestehen, die zu verschiedenen Entwicklungsstufen gehören. Dies geschieht bei Kindern mit Diplegien und Hemiplegien, die Aktivitäten späterer Stadien mit den weniger oder gar nicht betroffenen Körperteilen erreichen, während frühere Entwicklungsstadien in den betroffenen Teilen immer noch fehlen.

2. Wenn sie mit abnormem Haltungstonus, wie Hypertonus, Hypotonus oder fluktuierendem Tonus verbunden sind.

3. Wenn scheinbar normale und primitive Muster *stereotyp* und eingeschränkt sind im Gegensatz zu der großen Vielfältigkeit der Bewegungen beim normalen Kind.

Es folgen einige Beispiele:

Zugreifen der Hände *nur* mit gebeugtem und proniertem Arm und mit Beugung von Kopf und Rumpf.

Öffnen der Hände *nur,* wenn der Kopf zurückgeworfen wird und keine isolierten Bewegungen der Finger auftreten.

Unterarme *immer* proniert und niemals supiniert.

Obligatorisch asymmetrischer tonischer Nackenreflex, wenn der Kopf zu einer Seite gedreht wird, sogar wenn das vor der 16. Woche der Fall ist.

Retraktion der Schultern mit gebeugten Ellbogen *ohne* die Fähigkeit, die Hand zum Mund zu bringen oder beide Hände zusammenzuführen.

Der Kopf *ständig* nach einer Seite gedreht.

Ellbogen *nie* gestreckt, es sei denn der Kopf ist nach einer Seite gedreht oder als Teil der Moro-Reaktion.

Greifen *nur* mit einer Hand und nicht mit der anderen.

Kopfkontrolle nach vorn beim Hochziehen zum Sitz, aber *kein* Kopfheben aus der Bauchlage.

Fähigkeit, von der Bauch- in die Rückenlage zu drehen, jedoch *nicht* von der Rücken- zur Bauchlage.

Fähigkeit sich aus der Rücken- in die Seitlage zu drehen, aber *nicht* aus der Seit- in die Rückenlage.

Kicken mit einem Bein, aber *kein* reziprokes Strampeln.

Beugung der Beine *nur* mit Abduktion und gleichzeitiger Beugung aller Gelenke, aber *keine* unabhängigen Bewegungen von Fußgelenken und Knien.

Plantarflexion der Zehen, *ohne* sie strecken zu können.

Inversion der Füße, *ohne* sie zur Eversion bringen zu können.

Mund *immer* offen, Lippen nie geschlossen.

Extension der Ellbogen *nur* mit Innenrotation in der Schulter.

Zurückwerfen des Kopfes und des Rumpfes beim Sitz, *ohne* daß der Kopf beim Hochziehen zum Sitz nach vorn gebracht werden kann.

Definitiv abnorme Zeichen wie die Innenrotation der Beine, die Asymmetrie von Rumpf und Hals, die Adduktion der Beine und die Plantarflexion der Füße und andere wurden hier nicht aufgeführt, da sie wohlbekannt sind und keine diagnostischen Probleme aufweisen.

Die Entwicklung der Spastizität

Nur wenige Kinder sind schon von Geburt an spastisch oder rigide. Gewöhnlich sind dies dann die sehr schweren spastischen Quadriplegien. Einige der Kinder, die anfänglich rigide sind, können später „schlaff" werden. Bei den meisten Fällen entwickelt sich die Spastik allmählich und stufenweise, wenn sich das Kind entwickelt und anfängt entsprechend zu reagieren.

Die Entwicklung der Spastizität

Die Kinder, die sehr früh schon steif sind, zeigen einen Opisthotonus, eine starre Wirbelsäule und gestreckte Beine in Rückenlage. Ihre Arme sind in den Schultern zurückgezogen und in den Ellbogen gebeugt.

Dieselben Kinder zeigen in Bauchlage *Beugespastizität* in Hals, Rumpf und Hüften und sind nicht fähig, den Kopf zu heben. Falls die Streckspastizität in Rückenlage sehr stark ist, strecken einige Kinder ihre Hüften und Knie auch in Bauchlage. Sie können sogar aus der Bauchlage aufgrund der überstarken tonischen Extension den Kopf heben. Dieses Muster zeigt eine Kombination starrer Extension der adduzierten Beine mit Flexion und Adduktion der Arme. Versucht man ein oder beide Knie zu beugen, so ändert sich die tonische Extension plötzlich zu einem totalen Beugemuster und der Kopf kann nicht mehr gehalten werden.

Kinder, die ihre Spastizität oder Rigidität nicht früh zeigen, haben während der ersten 4 Monate einen ziemlich normalen Haltungstonus. Der Hypertonus entwickelt sich langsam, und die tonische Reflexaktivität nimmt zu, im Gegensatz zum normalen Kind, bei dem der gelegentliche Einfluß der asymmetrischen tonischen Reflexe um den 4. Monat herum verschwindet. Beim normalen Kind entwickelt sich die *Extensoren*aktivität in Bauchlage vom Kopf nach kaudal, bis die Hüften und Knie mit etwa 5 Monaten voll gestreckt sind. Beim Kind mit Zerebralparese jedoch hindert die *Beuge*spastizität von Rumpf und Armen in Bauchlage das Kopfheben. Es hindert das Kind auch daran, die Wirbelsäule und die Hüften zu strecken.

Wenn es nicht zum Sitz gestützt wird, dann bleibt das zerebralparetische Kind auf seinem Rücken liegen. Diese Haltung verstärkt Hals- und Schulterretraktion, und die Extensionsspastizität des Rumpfes wird kräftiger. Allmählich strecken sich seine Beine in Adduktion, Innenrotation und Plantarflexion der Füße. Wenn man das Kind unterstützt aufstellt, z. B. beim Anziehen, dann verstärkt sich die Spastizität der Füße und Zehen noch mehr.

Wenn das Kind unterstützt sitzt, neigt sich sein Kopf nach vorn und sein Rücken ist gebeugt. So wird das totale Muster einer Beugespastizität dem ursprünglichen Extensorenmuster überlagert, es ist also eine Mischung von zwei totalen abnormen Mustern. Wir sehen eine Beugung der Wirbelsäule verbunden mit in Retraktion gebeugten Armen. Semiflexion der Hüften und Beine mit Adduktion und Innenrotation. Hebt das Kind den Kopf, so streckt es Rumpf und Hüften, die Knie strecken sich, die Adduktion nimmt zu und evtl. überkreuzen sich seine Beine. Wird es nicht gestützt, fällt das Kind auf den Rücken.

Steht das Kind unterstützt, so sieht man ein ähnlich gemischtes Muster tonischer Beuge- und Streckaktivität. Mit vorgebeugtem Kopf sind die Schultern vorgezogen und die Arme gebeugt, während die Beine steif extendiert und adduziert sind. Die Hüften sind etwas gebeugt und die Füße sind dorsalflektiert, und das Kind steht auf den Fersen. Hebt es seinen Kopf, so strecken sich Wirbelsäule und Hüften, die Schultern werden zurückgezogen, Adduktion und Innenrotation in den Hüften nehmen zu und das Kind stellt sich auf die Zehen. Das Kind würde also zurückfallen. Später vermeidet es, seinen Kopf zu heben, um nicht nach hinten umzufallen und um das Gehen zu versuchen. Damit hält es seine Hüften und Knie in leichter Beugung. Es steht aber dafür auf den Zehen, um das Zusammenfallen in ein totales Beugemuster zu verhindern.

Entwicklung intermittierender Spasmen

Intermittierende Spasmen treten hauptsächlich bei Kindern auf, die zunächst „schlaff" waren. In Ruhestellung sind Arme und Beine gewöhnlich gebeugt und abduziert. Später entpuppen sich bei diesen Kindern oft Athetosen, Ataxien oder gemischte Bilder. Bei Stimulation oder wenn sie aufgeregt sind, treten plötzliche Extensorenstöße im ganzen Körper auf. Sie gehen mit starrer Extension in Hals, Wirbelsäule und Hüften einher. Asymmetrische tonische Nackenreflexe werden in Verbindung mit Extensorenstößen gesehen, Knie und Füße werden gewöhnlich von diesen Spasmen weniger betroffen. Die Adduktion mit Innenrotation in den Hüften tritt erst später auf, wenn das Kind auf die Beine gestellt wird oder wenn es unterstützt sitzt und dabei versucht, seine Hände zu benutzen. Solange die Beine hauptsächlich gebeugt und abduziert sind (häufig in Beugung extrem abduziert), sind die Füße dorsalflektiert und proniert. Die Inversion der Füße entwickelt sich allmählich mit Streckung und Adduktion. Dennoch kann man die Tendenz zur Adduktion und zum Kreuzen der Beine gut sehen, wenn man das Kind unter den Achseln hochhebt.

Im Gegensatz zu den spastischen Kindern, die Beuge- mit Streckmustern kombinieren, sehen wir plötzliche Wechsel zwischen totaler Beugung und totaler Extension. Dieser Wechsel von starrer Extension zu einem plötzlichen Kollaps in Beugung stellt ein großes Problem für die Haltungskontrolle und die Haltungsbewahrung im Sitzen und im Stand dar. Gewöhnlich werden die Extensorenspasmen mit der Zeit stärker, wenn das Kind versucht, eine Haltung gegen die Schwere beizubehalten.

Stadien abnormer motorischer Entwicklung

Die Kenntnis der abnormen motorischen Entwicklung des zerebralparetischen Kindes gibt dem Behandler Möglichkeiten in die Hand, diese Entwicklung zur rechten Zeit abzufangen, d. h. bei den ersten Anzeichen abnormer Bewegungsmuster und ehe sie sich einschleifen und zur Gewohnheit werden. Auch gibt dieses Wissen dem Arzt die bessere Chance einer frühen Diagnose und kann zu einer zeitigen Prognose verhelfen.

Durch häufig wiederholte Beobachtung der motorischen Entwicklung eines Kindes (z. B. der Qualität seiner motorischen Muster) haben der Arzt und der Behandler eine gemeinsame Basis für kooperative Planung der Behandlung. Das gleiche gilt für die notwendigerweise folgende Änderung im Behandlungsplan. Damit hält die Behandlung immer Schritt mit dem sich wandelnden Zustand und den Aktivitäten des Kindes.

Die Änderungen der motorischen Muster, die später besprochen werden, wurden für jeden Typ von Patienten in drei Stadien eingeteilt. Dies geschah, um auf die hervorstechenden Änderungen hinzuweisen, die sich bei neuen Aktivitäten einstellen, die das Kind entwickelt. Zum Beispiel wenn es lernt, oder zumindest versucht, trotz seiner Behinderung, etwas Funktionelles zu tun. Diese „Stadien der abnormen Entwicklung" sollten nicht als „Meilensteine" angesehen werden, die in bestimmten Zeitabständen beobachtet werden. Es kann bei einem zerebralparetischen Kind Jahre dauern, ehe es von einem Stadium zum nächsten findet und viele Kinder kommen nie über das erste oder zweite Stadium hinaus. Vieles hängt von der Schwere der Behinderung des einzelnen Kindes ab und von seiner Intelligenz. Im allgemeinen kann man sagen, daß der Fortschritt in diesen Stadien bei einem spastischen Kind seinen Höhepunkt *vor* seinem 6.–8. Lebensjahr erreicht hat. Dagegen kann bei einem athetotischen und ataktischen Kind das Vorankommen zum nächsten Stadium bis zum 15. Jahr oder sogar länger andauern.

Die Änderungen in den motorischen Mustern sind ziemlich typisch. Sie wurden von den Autoren in mehr als 30 Jahren Arbeit bei vielen Kindern mit Zerebralparesen beobachtet. Dennoch können bei jedem einzelnen Fall Abweichungen von diesen Mustern auftreten. Ehe wir die Entwicklungsgeschichte der verschiedenen Typen von Spastikern im einzelnen beschreiben, müssen wir ihre Einteilung definieren:

Die Diplegie: Der ganze Körper ist betroffen, aber die Beine mehr als die Arme. Die Verteilung der Spastizität ist gewöhnlich mehr oder weniger symmetrisch. Die Kinder haben meist gute Kopfkontrolle und mäßige bis leichte Beteiligung der oberen Gliedmaßen. Die Sprache ist meist nicht betroffen. Alle diplegischen Kinder gehören zu der spastischen Gruppe. Strabismus besteht bei einer Anzahl von Kindern.

Die Quadriplegie: Der ganze Körper ist betroffen. Bei den *athetotischen Quadriplegien* sind gewöhnlich die oberen Gliedmaßen und der Rumpf mehr betroffen als die unteren Gliedmaßen. Bei *spastischen Quadriplegien* und in Mischfällen sind die unteren Extremitäten ebenso wie die Arme beteiligt. Es besteht eine beträchtliche Differenz in der Beteiligung beider Körperhälften, die von der ausgeprägten Asymmetrie der Haltung und Bewegung herrührt. Die Kopfkontrolle ist schlecht, und oft besteht eine Beeinträchtigung der Sprache und der Augenkontrolle.

Viele spastische Kinder und alle Patienten der athetotischen Gruppe gehören in diese Kategorie, ebenso wie die Kinder mit Ataxie, Schlaffheit oder Rigidität. Viele Fälle zeigen ein gemischtes Bild. Sie können Spastizität mit Athetose oder Athetose mit Ataxie zeigen. Säuglinge können plötzlich eine Rigidität, Athetose oder Ataxie entwickeln, nachdem sie zunächst hypoton waren. Oder sie zeigen auf einmal Zeichen einer Athetose obwohl sie zunächst nur Spastizität zeigten.

Die Hemiplegie: Nur eine Körperhälfte ist beteiligt. Diese Kinder gehören gewöhnlich zum spastischen Typ, aber einige entwickeln später distal athetotische Zeichen. Echte Hemi-Athetosen sieht man sehr selten.

Die Monoplegie: Nur ein Arm oder weniger häufig nur ein Bein ist beteiligt. Sie sind sehr selten und erweisen sich später meist als Hemiplegie.

Die Paraplegie: Auch echte Paraplegien sind bei Zerebralparesen sehr selten. Sehr wenige Kinder weisen keine Beteiligung „oberhalb der Taille" auf, wie man es bei den Wirbelsäulenverletzungen sehen kann. Meist erweisen sie sich als Diplegie mit leichter Beteiligung der Arme und Hände, manchmal nur eines Armes.

Gemeinsame Merkmale der verschiedenen Typen

Durch die typischen Muster der Spastizität finden wir bei spastischen Diplegien und spastischen Quadriplegien ähnliche Haltungs- und Bewegungsmuster. Deshalb ist es nicht immer leicht, eine spastische Diplegie von einer spastischen Quadriplegie zu differenzieren. Besonders wenn die oberen Gliedmaßen nur etwas weniger als die unteren betroffen sind, wie es bei einigen Diplegien der Fall ist. Gemischte Fälle athetotischer Quadriplegien mit Spastizität können Ähnlichkeit mit spastischen Quadriplegien haben, da sie Merkmale von Spastizität mit Athetose verbinden. Ist sowohl Athetose als auch Spastizität vorhanden, so sind die Kinder auf jeden Fall beweglicher als die mit reiner Spastizität.

Es gibt also Ähnlichkeiten und Überschneidungen der Symptomatologie. Aus diesem Grund lassen sich gewisse Wiederholungen in der Beschreibung der Muster bei der motorischen Entwicklung der verschiedenen Typen der Zerebralparese nicht vermeiden.

Stadien abnormer Entwicklung

Die spastische Diplegie

Viele dieser Babys werden zu früh geboren, und man schreibt dieser Tatsache ihre langsame Entwicklung zu. Ihre „Meilensteine" sind verzögert, ihr Haltungstonus ist anfangs aber ziemlich normal. Der physiologisch starke Flexorentonus normaler, sehr junger Säuglinge bleibt viele Monate unverändert. Die Kopfkontrolle entwickelt sich, wenn auch später als normal, und die Arme und Hände des Kindes scheinen nicht betroffen. Es kann seine Hände in Mittellinie zusammenbringen, sie zum Mund führen, und es orientiert sich mit dem Kopf zur Mittellinie. Anfänglich zeigen die Beine wenig Spastizität; sie sind gebeugt und abduziert, obwohl man bei voller passiver Abduktion einigen Widerstand spüren kann. Aus diesen Gründen wird die Diagnose gewöhnlich nicht vor 9 Monaten gestellt, sondern erst dann, wenn das Kind sich nicht von allein aufsetzt und kein Gleichgewicht hat, wenn man es hinsetzt. Einige schwach betroffene Kinder werden nicht vor 18 Monaten oder sogar 2 Jahren diagnostiziert, sondern erst, wenn sie sich zum Stand hochziehen und anfangen, auf ihren Zehen zu gehen. Dann zeigen sie oft ein asymmetrisches Stand- und Gangbild. Sie stehen mit einem Bein auf den Zehenspitzen und tragen wenig Gewicht darauf. Der andere Fuß hat zwar die Ferse auf dem Boden, dafür ist aber das Knie überstreckt und die Hüften dieser Seite gebeugt.

Erstes Stadium: Rückenlage, Bauchlage, Rollen, Kriechen und unterstütztes Sitzen

Rückenlage: Wenn diplegische Säuglinge auf dem Rücken liegen, bewegen sie ihre Beine schwach in Semiflexion; ein Bein (meist das rechte) ist abduziert und mehr gebeugt als das andere. Dieses asymmetrische Strampeln führt zur Adduktion und Innenrotation des anderen Beines (meist das linke) und ist oft das erste Zeichen für die Entwicklung einer Subluxation dieser Hüfte (Abb. 1). Allmäh-

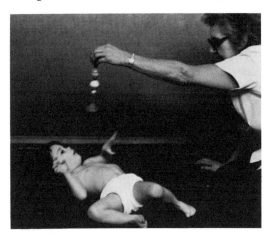

Abb. 1 a

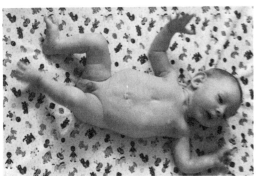

Abb. 1 b

Abb. 1 a Spastische Diplegie. Die Retraktion der linken Schulter verhindert ein Strecken des Armes. Die Abduktion und Beugung im rechten Bein verursacht Adduktion und Innenrotation im linken Bein

Abb. 1 b Spastische Diplegie. Abduktion und Beugung im rechten Bein führt zur Adduktion und Innenrotation des linken Beines

lich wird die Extension der Beine stärker, kombiniert mit vermehrter Adduktion beider Beine und sogar Überkreuzen der Beine. Zunächst geschieht dies mit Außenrotation in der Hüfte, wie man es auch bei normalen Säuglingen bis zu 4 Monaten sehen kann. Auch sie strecken ihre Beine mit etwas Adduktion und kreuzen sie auch gelegentlich. Bei spastischen Kindern jedoch tritt die Innenrotation in der Hüfte allmählich als Teil der Extension – Adduktion auf. Zunächst können die Füße noch dabei dorsalflektiert sein, später aber, wenn die Extensorenspastizität stärker wird, plantarflektieren und inversieren sie die Füße.

Bauchlage: Wenn diese Kinder mit dem Gesicht nach unten liegen, kann man, genau wie beim normalen Säugling, reziproke Kriechbewegungen der Beine früh sehen; aber auch hier, genau wie in Rückenlage, mit mehr Beugung und Abduktion eines Beines. Während in Rückenlage die Beine noch meist gebeugt sind, sind sie in Bauchlage steif gestreckt und adduziert, wenn der Säugling seinen Kopf hebt. Wenn er anfängt, sich auf die Unterarme zu stützen, geschieht dies noch mehr. Bei einer normalen Entwicklung sind die Beine in diesem Stadium gebeugt und abduziert.

Weder in Bauch- noch in Rückenlage finden wir die unabhängigen Bewegungen der Füße oder der Knie, die wir schon früh bei normalen Säuglingen beobachten können. Normale Säuglinge bewegen ihre Füße nach oben und unten, nach innen und außen, gleichgültig, ob ihre Beine gebeugt oder gestreckt sind. Auch bewegen sie ihre Knie unabhängig von Hüftextension oder -flexion. Das spastische Kind jedoch kann nur ein totales Muster gleichzeitiger Beugung in allen Gelenken mit Abduktion in der Hüfte, alternierend mit Streckung in allen Gelenken mit Adduktion und Innenrotation in der Hüfte ausführen.

Rollen und Kriechen: Die meisten diplegischen Kinder lernen, sich vom Rücken auf den Bauch zu drehen und umgekehrt. Sie leiten das Rollen vom Kopf her ein und benutzen ihre Arme, während die Beine passiv, steif extendiert und adduziert gehalten werden. Es findet zwischen Becken und Schultern keine Rotation statt (Abb. 2).

Wenn diplegische Kinder aus der Bauchlage ihren Kopf heben und sich auf die Unterarme stützen können, dann fangen sie an, sich auf dem Boden fortzubewegen. Sie ziehen sich mit gebeugten Armen vorwärts und können nicht greifen, da das reziproke Heben und Strecken der Arme nicht möglich ist. Die Beine sind passiv und werden hinterdreingezogen (Abb. 3). Einige können sich vielleicht auf gestreckte Arme stützen, sich aber nicht wie normale Kinder zurückschieben; noch können sie sich um sich selbst drehen, da ihnen die Rumpfrotation und die Abduktion von Armen und Beinen fehlt.

Die spastische Diplegie

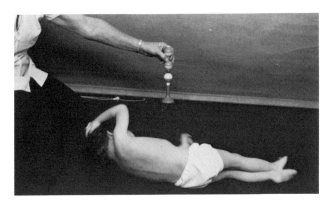

Abb. 2 Spastische Diplegie. Umdrehen aus Rückenlage in die Bauchlage. Eingeleitet von kranial, starre Beine. Keine Rotation innerhalb der Körperachse

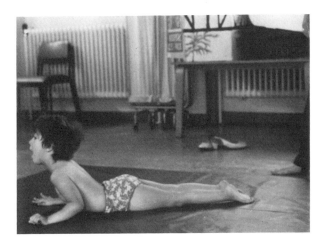

Abb. 3 Spastische Diplegie. Vorwärtsziehen mit gebeugten Armen auf dem Boden. Die Beine sind passiv und steif gestreckt

Die normalen reziproken Kriechbewegungen fehlen aufgrund des Mangels an Rotation zwischen Schultergürtel und Becken. Auch ein normaler Säugling kann sich mit den Armen vorwärtsziehen, aber er bewegt dabei seine Beine abwechselnd, und er hat viele andere Möglichkeiten, auf dem Bauch vorwärtszukommen. Er kann sich

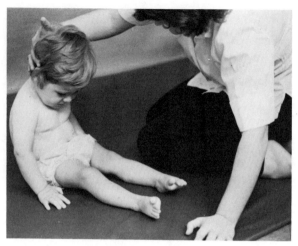

Abb. 4 Spastische Diplegie. Zum Sitz gehalten. Runder Rücken, ungenügende Hüftbeugung, Beine adduziert und starr, die Füße plantarflektiert

z. B. um sich selbst drehen, sich zurückschieben und mit abwechselnden Bewegungen der Arme und Beine „schwimmen".

Allmählich werden die Beine der Kinder steif, da die Anstrengung, nur Arme und Hände ohne Beinbewegung zu benützen, assoziierte Reaktionen hervorruft und damit eine Erhöhung der Streck- und Adduktionsspastizität in den Beinen bewirkt. Wenn sie auf dem Boden kriechen, beugen und abduzieren manche Kinder nur ein Bein (meist das rechte) und drehen den Kopf zur rechten Seite. Wie schon erwähnt, verstärkt dieses asymmetrische Muster die Adduktion, Innenrotation und Extension des linken Beines und die Torsion des Beckens.

Sitz: Werden diese Kinder hingesetzt, so haben sie keine Balance im Rumpf. Die Beine adduzieren und drehen sich nach innen, oft mehr das linke als das rechte (Abb. 4). Fuß und Zehen sind plantarflektiert. Im Gegensatz zum normalen Kind können sie nicht mit extendierten und abduzierten Beinen sitzen (Grätschsitz). Die Unterstützungsfläche ist daher schmal. Der Rücken ist sehr rund, um die ungenügende Hüftbeugung zu kompensieren, und der Kopf ist gebeugt oder das Kinn wird vorgereckt, wenn das Kind hochsieht (Abb. 5). Wenn sie plötzlich hochsehen, neigen diese Kinder dazu, ihre Hüften zu strecken und nach hinten zu fallen. Die Stützfunktion der Arme und Hände entwickelt sich spät, besonders die nach der Seite und nach hinten. Oft verhindert dies die Neigung der Wir-

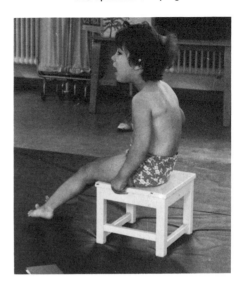

Abb. 5
Spastische Diplegie.
Sitz auf einem Hocker.
Runder Rücken, ungenügende Hüftbeugung, adduzierte Beine. Das Kinn ist nach vorne geschoben

belsäule und des Schultergürtels nach vorn. Abstützen nach hinten ist oft überhaupt nicht möglich.

Werden die Kinder aus Rückenlage zum Sitzen hochgezogen, so strecken sich die Beine steif und adduzieren mit Innenrotation und plantarflektierten Füßen. Die Hüften geben der Beugung Widerstand (Abb. 6). Die Kopfkontrolle und auch das Greifen können gut

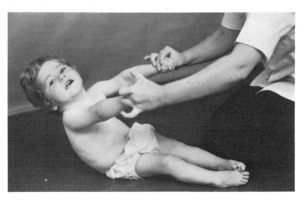

Abb. 6 Spastische Diplegie. Hochziehen zum Sitz. Die Hüften geben der Beugung Widerstand, kompensatorische Kyphose. Die Beine sind starr, adduziert, innenrotiert und die Füße plantarflektiert

oder ziemlich gut sein, und damit können die Kinder beim Aufsitzen mit den Armen mithelfen.

Wenn die Kinder anfangen zu sitzen

Es finden sich keine Gleichgewichtsreaktionen der Beine und des Beckens gegen das Fallen zur Seite. Ebenso findet nicht genügend Beugung und Abduktion der Hüften statt, den Rumpf vorzubeugen, um nicht nach hinten zu fallen. Das Kind sitzt auf dem Sakrum und bringt den Körper nur durch exzessive Beugung der Wirbelsäule nach vorn (Kyphose) (Abb. 7). Allmählich wird die Armunterstützung nach vorn und seitlich möglich, aber die Rumpfkontrolle ohne Armstütz bleibt unmöglich. Deshalb ist Sitzen ohne Unterstützung sehr unsicher und das gleichzeitige Einsetzen beider Hände zum Spielen schwierig oder unmöglich. Viele Kinder benutzen deshalb nur eine Hand zum Spielen während sie sich mit der anderen abstützen. Ohne Gefahr, nach hinten oder zur Seite zu fallen, kann das Kind seine Arme nicht heben und sie nach einem Gegenstand ausstrecken. Nach oben zu fassen und nach oben zu sehen ist unmöglich. Oft ist es sogar schwierig, wenn nur ein Arm nach oben gestreckt werden soll und der andere zur Unterstützung dient. Die Wirbelsäule muß zu stark gestreckt werden, um eine volle Extension zu erreichen, und das Kind hat Angst davor, nach hinten zu fallen.

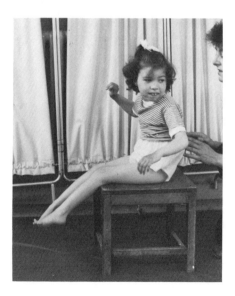

Abb. 7
Spastische Diplegie.
Sitz auf einem Hocker.
Kein Gleichgewicht. Exzessive Wirbelsäulenbeugung (als Kompensation für die mangelhafte Hüftbeugung

Das Kind kann nicht auf dem Boden sitzen und da spielen. Es fühlt sich aber auf einem Stuhl mit einem Tisch davor sicher, da es sich hier nicht im Gleichgewicht halten muß. Es kann beide Hände einsetzen, obwohl einige Kinder auch hier eine Hand zur Unterstützung auf dem Tisch brauchen.

Die Schutzreaktion der Arme (die Parachute-Reaktion) ist jetzt nach vorn und seitlich vorhanden, aber immer besser und sicherer nach einer Seite. Der Armstütz nach hinten gegen das Rückwärtsfallen (normalerweise mit 10–12 Monaten positiv) ist nur bei einigen wenigen Kindern mit sehr guten Armen und Händen möglich (Abb. 8).

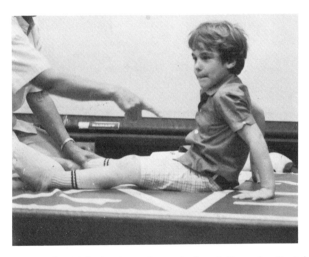

Abb. 8 Spastische Diplegie. Armstütz nach dorsal. Bemerke die Schwierigkeit des Kindes dabei. Der rechte Ellbogen ist gebeugt

Zweites Stadium: Knien, Kriechen und zum Stand kommen

Knien: Jetzt will das Kind vom Boden hochkommen, kann sich aber nicht ohne Hilfe aufsetzen. Anstelle sich weiter mit gebeugten Armen auf dem Boden vorwärtszuziehen, geht es jetzt auf die Knie. Einige Kinder, die sich in Bauchlage auf ihre gestreckten Arme stützen können, schieben sich damit zurück auf ihre Knie (Abb. 9). Die Beine sind passiv und adduziert. Andere Kinder bleiben auf ihren Unterarmen und ziehen ihre Beine unter den Bauch bis auch sie auf den Knien sind. Dann heben sie den Kopf, strecken die Arme, tun

Stadien abnormer Entwicklung

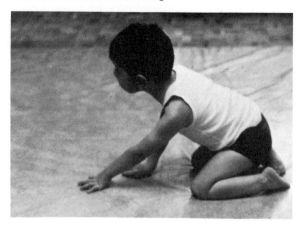

Abb. 9 Spastische Diplegie. Das Kind schiebt sich auf seine Füße zum Fersensitz zurück

die Hände auf den Boden und setzen sich zwischen ihre Füße (Abb. 10). Die Beine sind adduziert und in der Hüfte innenrotiert. In dieser Stellung fühlen sich die Kinder sicher und können die Hände zum Spielen gebrauchen. Wird diese Stellung jedoch zu lange am Tag beibehalten, so wird die Tendenz zur Innenrotation und Adduk-

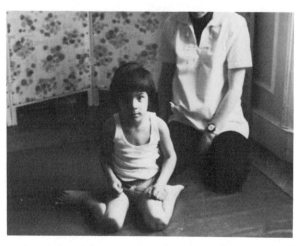

Abb. 10 Spastische Diplegie. Sitz zwischen den Füßen. Bemerke die Dorsalflexion des rechten Fußes und die Plantarflexion des linken

Die spastische Diplegie 31

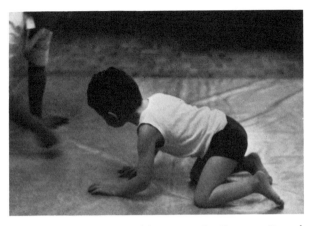

Abb. 11 Spastische Diplegie. Kriechen in totaler Beugung. Bemerke die Dorsalflexion der Füße

tion sehr verstärkt und macht später das Gleichgewicht im Stand und beim Gehen schwierig oder sogar unmöglich. Das normale Kind benutzt diese Stellung manchmal zum Spielen, hat aber noch andere Möglichkeiten des Spiels auf dem Boden, z. B. Sitzen und Hocken. Für das diplegische Kind ist es die einzige Möglichkeit. Die Stellung der Füße ist gewöhnlich asymmetrisch. Ein Fuß (oft der rechte) ist dorsalflektiert und eversiert, während der andere plantarflektiert und inversiert ist. Sind die Arme auch betroffen, so sind sie wie die Beine adduziert und nach innen rotiert, die Hände oft zu Fäusten geschlossen.

Kriechen: Zunächst rutschen die meisten Kinder auf dem Hinterteil oder zwischen ihren Füßen auf dem Boden herum. Sie machen „Häschenhüpfen". Später lernen sie auf Händen und Knien zu gehen und kriechen mit kleinen reziproken Bewegungen. Die Beine bleiben in Semiflexion, die Knie adduziert und die Oberschenkel innenrotiert. Beide Beine bleiben beim Kriechen in leichter Beugung, während sich normalerweise ein Bein streckt, wenn sich das Kind über das gewichttragende, gebeugte Bein nach vorn schiebt. Obwohl die Füße bei gestreckten Beinen der passiven Dorsalflexion Widerstand leisten, sind sie beim Kriechen als Teil des totalen Beugemusters dorsalflektiert (Abb. 11).

Sind die Kinder auf Händen und Knien, so können sie sich nicht neben ihre Knie (Seitsitz) setzen, da ihnen die Rumpfrotation zwischen Becken und Thorax fehlt (Abb. 12). Mangel an Gleichgewicht

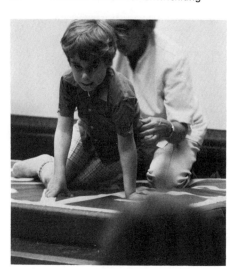

Abb. 12
Spastische Diplegie.
Der Seitsitz ist schwierig

im Rumpf macht Spielen aus dem Seitsitz oder Langsitz schwierig oder unmöglich. In diesem Stadium können die Kinder weder stehen noch gehen. Deshalb sitzen sie die meiste Zeit auf einem Stuhl oder auf dem Boden zwischen ihren Füßen. Die ausschließliche Bevorzugung der Beugung über lange Zeit ruft Beugekontrakturen in Hüften und Knien hervor.

Zum Stand kommen: Als nächstes versucht das Kind, auf seine Füße zu kommen. Aus dem Vierfüßlerstand drückt es sich auf die Knie hoch, indem es sich an einem Stuhl festhält. Es kann jedoch seine Hüften nicht voll strecken, da seine Knie aufgrund des totalen Beugemusters gebeugt sind. Einige Kinder strecken die Hüften und bringen das Becken nach vorn, jedoch mit einer Lordose aufgrund der Flexorenspastizität in den Hüften. Das Kind kann sein Gewicht nicht auf ein Bein verlagern, um das andere zum halben Kniestand nach vorn zu bringen, um aufzustehen. Es kann das Gewicht nicht auf eine gestreckte Hüftseite nehmen und das andere Bein anheben, indem es zugleich in einer Hüfte und dem gleichseitigen Knie beugt (ohne beide Hüften zu beugen). Deshalb zieht es sich mit den Armen direkt auf die Zehen hoch und bewegt dann die Füße zum Stuhl (Abb. 13). Oft kann das Kind dann nur eine Ferse auf den Boden bringen, gewöhnlich die rechte, aber nur, indem es die Hüfte dieser Seite nach hinten dreht und diese Hüfte beugt. Der andere Fuß bleibt auf den Zehen; dieses Bein ist innenrotiert und über-

Die spastische Diplegie 33

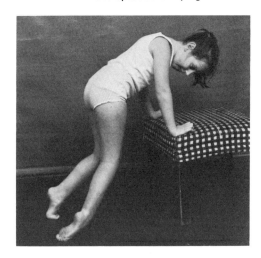

Abb. 13
Spastische Diplegie.
Beim Aufstehen geht
das Kind auf die
Zehen

nimmt kein Gewicht (Abb. 14). Dieses Muster ist die Weiterführung der Asymmetrie, die man sah, wenn die Kinder sitzen oder sich in Bauchlage auf dem Boden entlangzogen. Die Rotation des

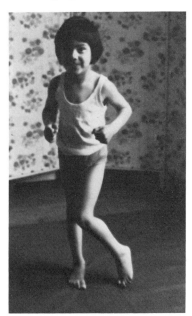

Abb. 14 Spastische Diplegie. Stand: Die rechte Ferse ist auf dem Boden. Das linke Bein ist adduziert und innenrotiert, der Fuß auf den Zehen. Keine Gewichtübernahme auf dem linken Bein

Beckens mit der betonten Innenrotation (gewöhnlich des linken Beines) verstärkt weiter die Gefahr einer Subluxation oder Dislokation dieser Hüfte. Besonders ist dies der Fall, wenn das Kind sehr spät läuft und dies in demselben asymmetrischen Muster wie im Stand.

Drittes Stadium: Stehen und Gehen

Das Kind fängt an zu gehen, indem es sich an Möbeln festhält oder an einer oder beiden Händen geführt wird. Viele Kinder gehen wie oben beschrieben. D. h., ein Fuß ist flach auf dem Boden, der andere auf den Zehen (Abb. 15). Die Kinder können ihre Beine nicht frei nach vorn, seitlich oder nach hinten bewegen. Bewegungen, die man nicht nur zum Gehen in die verschiedenen Richtungen braucht, sondern noch mehr zum Gleichgewicht. Sie können auch nicht ihr Gewicht gut über einen Fuß bringen und lange genug auf ihm das Gleichgewicht halten, um den anderen für einen Schritt vom Boden zu lösen (Abb. 16). Sie stehen mit steif gestreckten und adduzierten Beinen. Wenn sie gehen wollen, brauchen sie etwas Beugung in den Hüften und Knien um ihren Beinen eine gewisse Beweglichkeit zu geben. Deshalb laufen sie mit beiden Hüften und Knien in einem

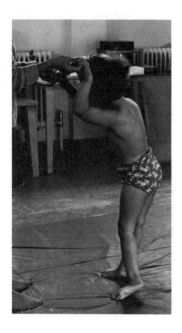

Abb. 15 Spastische Diplegie. Gehen mit Hilfe. Die rechte Ferse ist auf dem Boden, die Hüfte gebeugt. Exzessive Beugung des Rumpfes und des linken Armes

Die spastische Diplegie

gewissen Grad von Beugung, Adduktion und Innenrotation. Das Gewicht nehmen sie nun auf den Innenrand der Füße, was wiederum zu einer Valgusdeformität ihrer Füße führt. Da das Kind keinen Schritt machen kann, während es sicher auf dem anderen Bein steht, bewegt es sich noch weiter vor, indem es seinen Rumpf über den Hüften beugt. Dann folgen seine Beine (Zehen zuerst auf dem Boden) um es vor dem Vornüberfallen zu bewahren. Sogar eine normale Person, die gehen würde, indem sie den Körper über gebeugten Hüften vorwärtsbewegt, würde nicht zuerst die Fersen auf den Boden bringen. Das allmähliche Verkürzen der Achillessehnen ist das unvermeidbare Ergebnis dieses Gehmusters.

Die Unterstützungsfläche beim Gehen und Stehen ist beim diplegischen Kind schmal, wodurch ein gutes Gleichgewicht erschwert oder unmöglich gemacht wird. Fängt das Kind einmal an so zu lau-

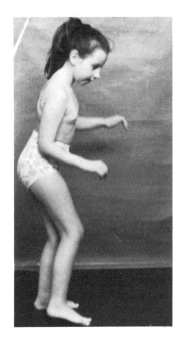
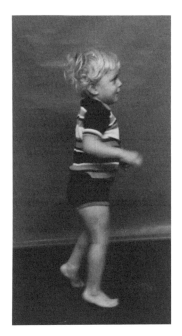

Abb. 16   Abb. 17

Abb. 16 Spastische Diplegie. Da das Kind keinen Schritt nach vorn machen kann, ist das Gehen schwierig

Abb. 17 Spastische Diplegie. Gehen auf den Zehen

fen, dann kann es nicht stehen bleiben, sondern fällt weiter von einem Bein auf das andere nach vorn. Es kann nur stehen bleiben, indem es sich an etwas festhält. Ein normales Kind fängt an mit sehr breiter Unterstützungsfläche zu gehen und zu stehen, um sein Gleichgewicht zu halten. Es läuft zuerst seitlich an Möbeln mit weiter Abduktion der Beine, ehe es vorwärtsläuft. Das diplegische Kind kann seine Beine nicht abduzieren, es kann nicht seitlich gehen und hat ohne Unterstützung kein Gleichgewicht im Stand.

Ist die Spastizität der Beine nur gering und die Bewegung der oberen Extremitäten und des Rumpfes beinahe normal, dann lernt das Kind eventuell, das Gleichgewicht zu halten und ohne Hilfe zu gehen, wenngleich auf schmaler Basis und auf den Zehen (Abb. 17). Andere Kinder, hauptsächlich diejenigen mit starker Tendenz zur

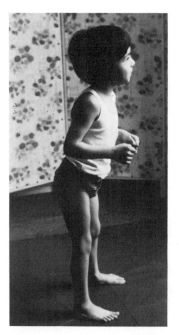 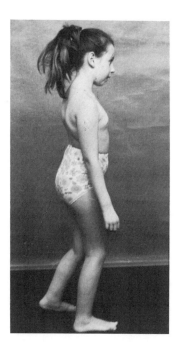

Abb. 18 Abb. 19

Abb. 18 Spastische Diplegie. Das Stehen auf den Fersen bewirkt Beugung in den Hüften

Abb. 19 Spastische Diplegie. Stand mit einer Lordose, um die Hüftbeugung zu kompensieren

Hüft- und Kniebeugung, lernen, ihre Fersen auf den Boden zu bringen, wenn sich auch durch das Gehen und Stehen Valgusfüße entwickeln mit adduzierten und innenrotierten Hüften und verspannten Achillessehnen. Manche Kinder lernen, ohne Unterstützung zu stehen, solange ihre Füße parallel sind (Abb. 18). Sie können jedoch nicht in Schrittstellung stehen oder das Gleichgewicht halten, was eine notwendige Voraussetzung zum Gehen ist. Viele Kinder entwickeln kompensatorisch eine Lordose beim Stehen, um trotz Hüftbeugung (Abb. 19) Kopf und Rumpf senkrecht zu halten. Eine zusätzliche Gefahr besteht in einer Skoliose, wenn die Hüftkontrolle, wie so oft, auf einer Seite ungenügend ist (gewöhnlich die linke) und das Kind auf dieser Seite den Rumpf zur Seite beugt.

Alle diplegischen Kinder haben die Tendenz, nach hinten zu fallen, auch wenn sie sich in den Hüften nach vorne beugen (Abb. 20). Sie haben gegen das Fallen nach rückwärts keine Gleichgewichtsreaktionen in den Füßen und Zehen. Statt der normalen Dorsalflexion in den Füßen und Zehen bei einer Gewichtsverlagerung nach hinten, pressen sich ihre Füße gegen den Boden, die Zehen plantar-

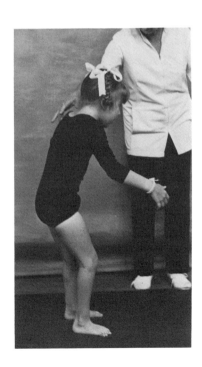

Abb. 20 Spastische Diplegie. Mangel an Gleichgewicht im Stand. Trotz Hüftbeugung fällt das Kind zurück

38 Stadien abnormer Entwicklung

flektieren und die Bewegung stößt die Kinder zurück (Abb. 21). Die Beugung in den Hüften nach vorn mit Adduktion und Innenrotation der Beine verstärkt sich mit der Zeit, wenn die Kinder älter und schwerer werden. Auch der Gebrauch von Gehstützen und Unterarmstützen verstärkt durch die fortdauernde Adduktion der Arme und den Druck der Schultern nach unten das Beugemuster der unteren Gliedmaßen.

Einige wenig betroffene Kinder können, wenn sie ihre ersten Schritte allein machen, ihre Beine abduzieren und ihre Fersen auf den Boden bringen. Sie fangen ziemlich normal an zu laufen, etwa wie ein normales Kleinkind, aber nur solange sie langsam gehen. In diesem Stadium ist wenig Spastizität vorhanden, und das Gleichgewicht ist aufgrund der breiten Basis möglich. Bald fangen sie jedoch an, schneller zu laufen, und dies erhöht die Spastizität. Damit wird das Gangbild schmaler, die Kinder gehen auf den Zehen, neigen sich in den Hüften nach vorn und verlieren das Gleichgewicht beim Stand und im Gehen.

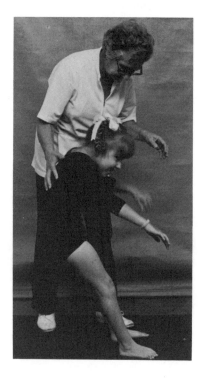

Abb. 21 Spastische Diplegie. Gewichtsverlagerung nach hinten: keine normale Dorsalflexion der Füße und Zehen (die Extensorenspastizität wirft das Kind nach hinten)

Die Hemiplegie

Eine Hemiplegie wird oft ganz früh erkannt. Wegen ihrer offensichtlichen Asymmetrie in den Haltungs- und Bewegungsmustern des Kindes meist früher als eine Diplegie. Einige wenige Kinder werden schon mit 5 Monaten zur Behandlung überwiesen. Öfter wird die Diagnose mit 8, 9 Monaten gestellt, spätestens jedoch, wenn bemerkt wird, daß diese Kinder sich nicht aufsetzen können und nur mit einer Hand nach etwas greifen. Eine gewisse Asymmetrie der Haltung ist bis zu etwa 4 Monaten noch normal, und eine Diagnose ist deshalb schwer, es sei denn, es handelt sich um eine ganz schwere Hemiplegie. Außerdem wird der Säugling ursprünglich mit der Diagnose einer Monoplegie zur Behandlung geschickt, weil er mit der betroffenen Hand ständig eine Faust macht, während das Bein normal erscheint.

Erstes Stadium: Rückenlage, Bauchlage, Rollen und Sitzen

Wenn das hemiplegische Kind auf dem Rücken liegt, sind beide Beine gebeugt und abduziert wie beim normalen, jungen Säugling. Obwohl die betroffene Hand öfters geschlossen ist als die normale, öffnet sie sich doch noch von Zeit zu Zeit. Das Baby greift nur mit dem gesunden Arm und der Hand nach Spielzeug. Auch bei normalen Säuglingen kann man eine Retraktion in den Schultern bei gebeugten Ellbogen sehen, aber sie können ihre Arme und Hände auch zum Greifen nach vorn bringen und ihre Hände zum Mund führen. Beim hemiplegischen Säugling dagegen bleibt der Arm zurückgezogen und gebeugt, oder steif gestreckt an der Seite, wenn ihm der Säugling das Gesicht zudreht. Das Kind kann nicht nach Spielsachen nach vorn greifen, es kann evtl. seine Hände nicht über der Brust zusammen, noch seine betroffene Hand in den Mund bringen. Solange das Kind seine gesunde Hand noch nicht zum Spiel benutzt, schaut es auch noch nicht ausschließlich zu dieser Seite. Seine Haltung ist demnach noch symmetrischer in diesem frühen Alter als später, wenn es nur noch die gesunde Hand gebraucht und von der betroffenen Seite wegsieht. Das Kind dreht sich nicht gegen die gesunde Seite, da es den betroffenen Arm und das Bein nicht benutzen kann, um die Bewegung einzuleiten und auszuführen. Schulterretraktion und die Unfähigkeit, den betroffenen Arm nach vorn zu bringen, verhindern dies. Das Umdrehen auf die Seite und später in die Bauchlage wird mit der gesunden Seite über die betroffene gemacht.

Stadien abnormer Entwicklung

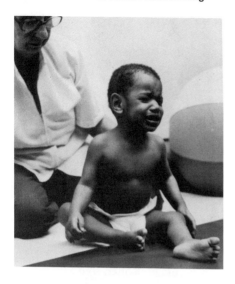

Abb. 22 a
Rechtsseitige Hemiplegie im Sitz. Rechtes Bein gebeugt

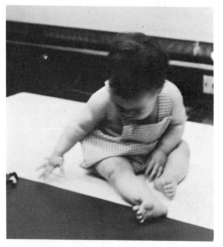

Abb. 22 b
Linksseitige Hemiplegie im Sitz. Linkes Bein gebeugt; die Zehen krallen sich ein

Das hemiplegische Kind ist nicht gern in Bauchlage, da es sich nur auf einen Arm stützen und nicht mit dem anderen greifen und spielen kann. In dieser Stellung bleibt der betroffene Arm gebeugt, und das Kind hat Schwierigkeiten, ihn unter der Brust hervorzubringen.

Die Hemiplegie

Wenn sie sich auf dem Boden vorwärtsbewegen wollen, aber noch nicht zum Sitzen hochkommen, fangen manche Kinder an, in Bauchlage zu kriechen. Ihr Gesicht ist dann von der hemiplegischen Seite weggedreht. Sie bewegen nur den gesunden Arm und das gesunde Bein und schleifen die betroffenen Extremitäten nach; diese sind passiv, das Bein gestreckt und steif in Innenrotation. Setzt man das Kind auf, bleibt das betroffene Bein gebeugt und abduziert, während sich das normale im Knie streckt (Abb. 22 a, b). Es finden keine unabhängigen Bewegungen in Knie, Fuß und Zehen statt. Hebt man jedoch das Kind zum Stand hoch, so streckt sich das betroffene Bein, das vorher im Sitzen gebeugt und abduziert war und trägt sogar Gewicht, wogegen das gesunde Bein immer noch in Beugung hochgezogen wird, genau wie man es bei beiden Beinen beim normalen Baby sieht, ehe die Kinder stehen (Abb. 23).

Hemiplegische Kinder kommen spät zum Sitzen und haben dann Gleichgewichtsschwierigkeiten. Sie fallen leicht zur betroffenen Seite. Gewöhnlich kommen sie aus der Rückenlage zum Sitzen hoch, indem sie sich mit dem gesunden Arm hochdrücken. Die Anstrengung auf der gesunden Seite ruft assoziierte Reaktionen mit Beu-

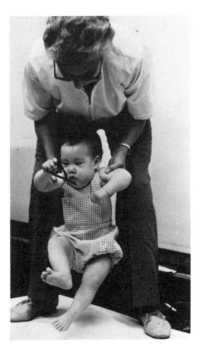

Abb. 23 Linksseitige Hemiplegie zum Stand gehalten. Jetzt streckt sich das linke Bein und adduziert, der Fuß ist plantarflektiert und inversiert

42 Stadien abnormer Entwicklung

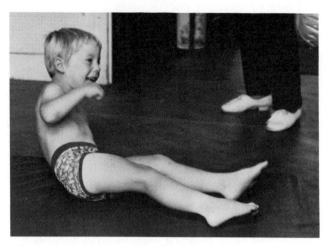

Abb. 24 Rechtsseitige Hemiplegie beim Aufsetzen. Assoziierte Reaktionen mit Beugung und Pronation im rechten Arm durch die Anstrengung

gung und Pronation im betroffenen Arm hervor (Abb. 24). Das Aufsetzen aus der Bauchlage, welches beim normalen Kind früher als aus Rückenlage geschieht, ist für das hemiplegische Kind schwierig. Es lernt es evtl. später, aber wiederum nur auf der gesunden Seite, indem es den gesunden Arm zum Hochdrücken benutzt.

Viele Kinder lassen dieses wichtige Entwicklungsstadium ganz aus. Sie drehen sich lieber auf den Rücken um und setzen sich dann auf. Weder stützen sie sich mit Händen und Füßen ab, um sich aufzusetzen, noch krabbeln sie auf allen Vieren.

Beim Sitzen ist das meiste Gewicht auf der gesunden Hüfte. Das Kind fällt leicht zur betroffenen Seite und kann sich mit dem betroffenen Arm nicht abstützen (Abb. 25). Es sitzt nur gern auf der gesunden Seite im Seitsitz, mit dem Gewicht auf dieser Beckenseite. In dieser Stellung bewegt es sich auf dem Boden auf seinem Hinterteil vorwärts, indem es sich mit dem gesunden Arm abstößt und dem gesunden Bein entlangzieht. Die betroffene Seite hinkt hinterher und wird von der gesunden mitgeschleift.

Von jetzt an wird die Beugung und Pronation des betroffenen Armes mit Retraktion der Schulter und Faustschluß der Hand häufiger und sie werden außerdem durch assoziierte Reaktionen noch verstärkt. Die vorher erlangte Fähigkeit, den Ellbogen zu strecken, wird immer schwieriger oder gar unmöglich. Das ganze Interesse des Kin-

Die Hemiplegie 43

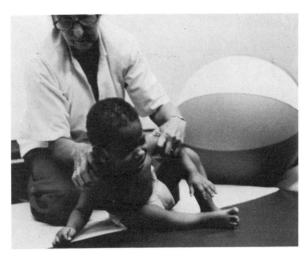

Abb. 25 Rechtsseitige Hemiplegie im Sitz. Keine Parachute – Reaktion und keine Stützfunktion im rechten Arm. Das Kind fällt nach rechts um

des konzentriert sich auf die Aktivitäten seiner gesunden Hand und so hält es seinen Kopf ständig zu dieser Seite gedreht. Nach und nach vernachlässigt das Kind diese Seite und bald mißachtet es die betroffene Seite ganz. Das oft vorhandene sensorische Defizit in diesem Arm und der Hand trägt noch dazu bei und führt oft zur vollständigen Ablehnung des betroffenen Armes. Viele Kinder hassen es, an diesem Arm berührt zu werden, sie sehen nicht gern auf die Hand und noch weniger gern berühren sie ihren Mund mit der betroffenen Hand.

Hemiplegischen Kindern fehlt völlig das normale bilaterale Stadium, in dem sie beide Hände zur Mittellinie zusammenführen und Gegenstände von einer Hand zur anderen geben. Interessanterweise kann man die Moro-Reaktion im betroffenen Arm noch auslösen. Sie bleibt auch länger als normal bestehen.

Das Beugemuster im Arm ist immer mit einer Seitneigung in Hals und Rumpf der betroffenen Seite verbunden. Man fühlt Widerstand, wenn man den Hals zur gesunden Seite hin beugen will und fühlt ihn auch gegen das Anheben des gestreckten Armes. Diese spastische Seitbeugung des Rumpfes zieht den Schultergürtel nach unten und das Becken hoch. Die ganze beteiligte Seite und das Bein werden offensichtlich „verkürzt".

44 Stadien abnormer Entwicklung

Zweites Stadium: Aufstehen und Stand

Das Kind zieht sich jetzt zum Stand hoch, indem es nur die gesunde Hand benutzt. Zuerst geht es in den Kniestand. Dann setzt es den betroffenen Fuß gewöhnlich zum halben Kniestand nach vorn, da es auf das betroffene gebeugte Knie mit gestreckter Hüfte kein Gewicht nehmen kann. Ist es halbwegs zum Stand auf dem betroffenen Bein gekommen, bewegt es ganz schnell den gesunden Fuß zur Gewichtsübernahme nach vorn (Abb. 26 a, b, c).

Steht das Kind, so lagert das ganze Gewicht auf dem gesunden Bein, das behinderte Bein wird abduziert gehalten. Durch die Drehung des Beckens nach hinten auf der betroffenen Seite steht der

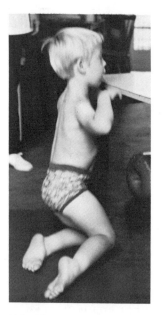
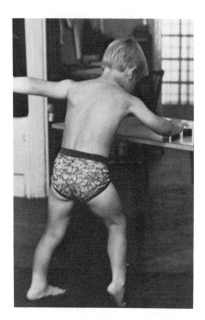

Abb. 26 a   Abb. 26 b

Abb. 26 a   Rechtsseitige Hemiplegie beim Aufstehen. Das Kind setzt nur die gesunde Hand ein. Assoziierte Reaktionen im rechten Arm mit starker Beugung und Pronation in der Hand

Abb. 26 b   Rechtsseitige Hemiplegie beim Aufstehen. Der rechte Fuß ist auf den Zehen. Keine Gewichtsübernahme. Verhindert man den Einsatz des gesunden Armes, so treten keine assoziierten Reaktionen im rechten Arm auf. Das Kind kann den Arm dann nach einem Spielzeug ausstrecken

Die Hemiplegie

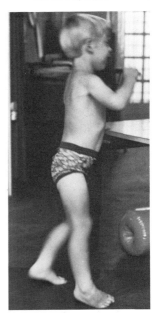

Abb. 26 c Rechtsseitige Hemiplegie beim Aufstehen: Extensorenspastizität im rechten Bein und Fuß. Der Fuß ist auf den Zehen und inversiert. Keine Gewichtsübernahme

Fuß leicht hinter dem gesunden Fuß. Auch die behinderte Schulter ist, wie das Becken, nach hinten gezogen und der Arm gebeugt (Abb. 27). In diesem Stadium ist die Ferse des betroffenen Beines noch auf dem Boden. Das Bein wirkt eher schwach als spastisch, obwohl die Zehen sich einkrallen und steif sind. Will man das Kind zwingen, Gewicht auf das betroffene Bein zu nehmen, indem man das gesunde Bein passiv hebt, so bricht das Kind zusammen.

Drittes Stadium: Gehen

Das Kind geht jetzt, gehalten an einer Hand. Leider hält die Mutter es meist automatisch an der gesunden Hand. Dies verstärkt wieder die Tendenz, die gesunde Seite nach vorn zu bringen und die betroffene zurückzulassen. Meist hält das Kind das betroffene Bein im Knie gestreckt, abduziert und zieht es hinter der gesunden Seite her. Die Schulter ist retrahiert, der Ellbogen gebeugt und die Hand zur Faust geschlossen (Abb. 28). Das Gehen ohne Hilfe ist aufgrund der Gleichgewichtsprobleme erst spät möglich. Das Kind fürchtet sich, nach der betroffenen Seite zu fallen, da es seinen Arm nicht zum Schutz abstützen kann. Es hat keine „Parachute-Reaktionen" und

Stadien abnormer Entwicklung

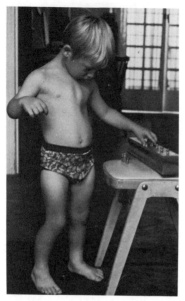

Abb. 27

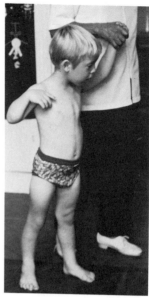

Abb. 28

Abb. 27 Rechtsseitige Hemiplegie. Stand, Spiel mit der linken Hand: Rechte Schulter und das Becken werden nach hinten gezogen. Das ganze Körpergewicht ist auf dem linken Bein. Assoziierte Reaktionen im rechten Arm mit vermehrter Beugung

Abb. 28 Rechtsseitige Hemiplegie beim Gehen an der linken Hand. Das rechte Bein ist gestreckt und abduziert. Die Schulter und das Becken zurückgezogen. Starke assoziierte Reaktionen im Arm

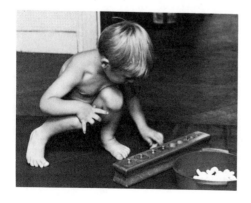

Abb. 29
Rechtsseitige Hemiplegie in der Hocke. Das ganze Körpergewicht ist auf dem linken Bein. Der rechte Fuß ist auf den Zehen. Das Bein ist zur Seite gesetzt. Der rechte Arm zeigt Beugung mit Pronation in Unterarm und Handgelenk

keinerlei Fähigkeit, Gewicht auf diesem Arm zu übernehmen. Fällt es zu dieser Seite, was passiert, wenn es plötzlich von anderen Kindern beim Spiel gestoßen wird, dann fällt es auf die Seite seines Gesichts und schlägt sich den Arm und das Bein an. Um sich selbst zu schützen, orientiert sich das Kind völlig zu seiner gesunden Seite und vermeidet Gewichtsübernahme auf das betroffene Bein. Deshalb können sich Gleichgewichtsreaktionen der betroffenen Seite gar nicht erst entwickeln. Bei vielen unbehandelten Kindern findet man einen beträchtlichen Unterschied in Länge und Umfang des Beines. Eventuell ist der Mangel an Gewichtsübernahme und somit der Mangel an propriozeptiver Stimulation für das Wachstum schuld daran. Bei Arm und Hand ist oft der Wachstumsunterschied trotz früher Behandlung noch auffälliger. Wahrscheinlich, weil der Gebrauch der oberen Extremitäten begrenzter und oft bei vielen Kindern ganz unmöglich ist.

In den frühen Stadien des Gehens ohne Hilfe setzt das Kind noch die Ferse auf den Boden, mit abduziert und außenrotiertem Bein. Das Kind kann evtl. auf dem Boden hocken und in dieser Stellung wie ein normales Kind spielen. Dabei ist jedoch sein ganzes Gewicht auf dem gesunden Bein, das andere hält es abduziert und zur Seite (Abb. 29). Dann steht es aus der Hocke auf, mit dem ganzen Gewicht auf dem gesunden Bein. Es fängt dann an zu laufen, indem es dasselbe Abduktionsmuster im betroffenen Bein wie in der Hocke einsetzt. Später, wenn es schneller gehen will und eine schmalere Basis braucht, ändert sich sein Gangmuster. Ist die Spastizität nur gering, dann beugt es die Hüfte und das Knie und hebt das Bein hoch, wenn es einen Schritt macht. Dies bringt zuerst die Zehen auf den Boden, dann die Ferse. Dieses Zehenaufsetzen bringt eine Extensorenspastik hervor und macht aufgrund einer übertriebenen positiven Stützreaktion (Abb. 30 a) den Fuß ganz starr. Deshalb kann das Kind nur die Ferse nach unten bringen, wenn es die Hüfte beugt und dies wiederum läßt es das Knie überstrecken (Abb. 30 b). Als Teil der zunehmenden Extensorenspastizität entwickelt sich die Inversion im Fuß mit fortschreitender Verspannung der Wade. Wird die Extensorenspastizität noch stärker und damit die Achillessehne straffer, so kann das Kind bald die Ferse nicht mehr unten halten und es bleibt auf den Zehen. Das Knie überstreckt sich dann nicht mehr, sondern bleibt in Semiflexion.

Die Schwierigkeit und die Anstrengung, die mit dem Erlernen des Gleichgewichts und dem allein Laufenlernen und Schnellergehen verbunden sind, verstärken noch die Beugung und die Pronation des hemiplegischen Armes und der Hand. Rennt das Kind, dann zieht sich der ganze Arm in Adduktion zur Schulter hoch. Viele Kinder, die ihren betroffenen Arm und die Hand in früheren Stadien

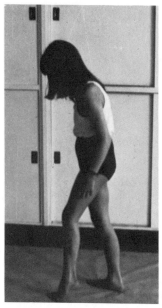 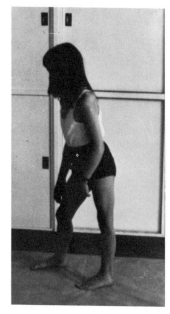

Abb. 30 a   Abb. 30 b

Abb. 30 a Linksseitige Hemiplegie beim Schritt nach vorn. Das Kind setzt zuerst die Zehen auf

Abb. 30 b Linksseitige Hemiplegie. Setzt das Kind die Ferse auf den Boden, beugt sich die Hüfte und das Knie übersteckt

noch benutzen konnten (z. B. wenn sie mit großen Spielsachen spielten, die beide Hände brauchten), haben jetzt so starke Flexorenspastizität im Arm entwickelt, daß sie die Hand nicht mehr aufmachen können oder nach Sachen greifen und sie fassen können. Werden diese Kinder aufgefordert, die betroffene Hand zu benutzen, dann können sie nur mit extremer Beugung im Handgelenk ihre Finger öffnen. Die Hand ist proniert und weicht zur Ulnarseite hin ab. Gebraucht man die Hand in dieser Weise, so verstärkt es die bereits existierende Pronation und die Beugung noch mehr, und es resultieren daraus Kontrakturen in Handgelenk und Ellbogen. Nähert sich das Kind einem Spielzeug, so läuft es, wie schon bemerkt, mit der gesunden Seite voran und greift auch mit dem gesunden Arm. Dieses Muster schleift die Rückdrehung des Beckens und die Retraktion des Schultergürtels auf der betroffenen Seite ein (Abb. 31).

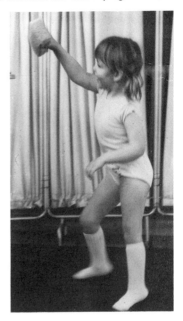

Abb. 31 Linksseitige Hemiplegie. Das Kind greift mit dem gesunden Arm nach einem Spielzeug: Retraktion der gesamten linken Körperseite. Das linke Bein ist starr in Extension, der Fuß plantarflektiert, das Kind auf den Zehen. Der linke Arm zeigt vermehrte Beugung (assoziierte Reaktion)

Die athetotische Quadriplegie (Tetraplegie)

Viele athetotischen Kinder zeigen zu Beginn das Bild eines „schlaffen" Kindes. Der Haltungstonus gegen die Schwere ist sehr niedrig. Das Kind ist passiv und sanft und hat wenig spontane Bewegungen. Es treten große Schwierigkeiten beim Füttern auf, und oft atmet das Kind nicht normal. Häufig treten Bronchitiden und Bronchopneumonien auf, da das Kind sogar zu schwach zum Husten sein kann. Sein Mund steht offen, sein Griff ist schwach oder gar nicht da. Der Kopf ist zu einer bevorzugten Seite gedreht, oft zur rechten. Die Hände des Kindes werden bei gebeugten Handgelenken und Ellbogen offen gehalten. Gewöhnlich fällt eine starke Asymmetrie des Rumpfes auf. Bei einigen Kindern ist der Galant-Reflex positiv und für lange Zeit stark, oft jahrelang. Manchmal kann er nur auf einer Seite ausgelöst werden (Abb. 32). Die Kopfkontrolle fehlt gewöhnlich ganz, wenn man das Kind zum Sitzen hochzieht. Ebenso fehlt sie beim unterstützten Sitzen und in der Bauchlage. Dem Kind mißfällt die Bauchlage, da es den Kopf nicht heben und umhersehen

Stadien abnormer Entwicklung

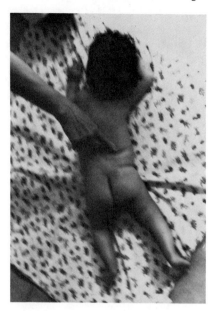

Abb. 32
Athetotische Quadriplegie.
Galant-Reflex

kann. Manchmal ist in dieser Stellung das Atmen für das Kind erschwert, nämlich, wenn das Gesicht nach unten schaut und es den Kopf nicht zu einer Seite drehen kann.

Oft zeigen die Beine ein übertrieben positives Beugemuster; sie sind übermäßig abduziert (Abb. 33 a, b). Die Füße sind dorsalflektiert und proniert. Man kann die Zehen bis zum Schienbein hochbiegen und dies oft über viele Monate, sogar jahrelang. Dies kann man bei gesunden Säuglingen nur in den ersten Wochen. Die Streckung der Beine ist schwach und nicht vollständig. Die Beine sind ziemlich passiv, obwohl sich das rechte Bein meist mehr bewegt als das linke. Schwaches reziprokes Strampeln kann möglich sein, meist aber kein seitengleiches. Beim Strecken der Beine findet man etwas Adduktion, aber keine Innenrotation in der Hüfte. Die typischen athetotischen Bewegungen mit ihrer abnormen Koordination entwickeln sich erst später, oft erst mit 18 Monaten oder sogar erst mit 2–3 Jahren. Sie scheinen sich erst zu entwickeln, wenn das Kind aktiver wird und sich auf äußere Reize hin anstrengt.

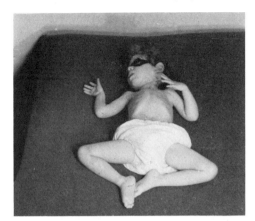

Abb. 33 a
Athetotische Quadriplegie. Primitives Beugemuster mit exzessiver Abduktion der Beine in Rückenlage

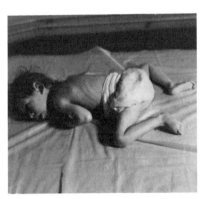

Abb. 33 b
Athetotische Quadriplegie. Primitives Beugemuster mit exzessiver Abduktion der Beine in Bauchlage

Erstes Stadium: Rückenlage, Bauchlage und Hochziehen zum Sitz

Wenn der Säugling aktiver wird und mehr auf seine Umwelt reagiert, dann wird er erregt, und dies zeigt sich in einer plötzlichen Streckung des ganzen Körpers. Er wirft, wenn er auf dem Rücken liegt oder wenn er unterstützt sitzt, seinen Kopf und die Schultern zurück. Diese intermittierenden Extensorenspasmen wurden von Ingram (1959) als „dystonische Attacken" bezeichnet (Abb. 34). Mit der Verstärkung der Extension in Rückenlage werden Hals- und Schulterretraktion stärker, und es treten die ersten Anzeichen asymmetrischer tonischer Nackenreflexe auf. Der Kopf des Kindes ist

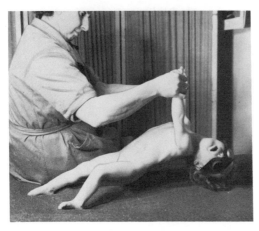

Abb. 34 Athetotische Quadriplegie. Dystonische Attacke beim Hochziehen zum Sitzen

jetzt stärker oder schwächer dauernd zu einer Seite gedreht, und viele Kinder haben Schwierigkeiten, ihn zur anderen Seite zu drehen, z. B., wenn sie einen Gegenstand mit den Augen fixieren sollen. Der Kopf eines athetotischen Kindes ist kaum jemals in Mittelstellung. In den frühen Stadien ist der asymmetrische tonische Nackenreflex gewöhnlich nur in den Armen zu sehen, während die Beine meist noch gebeugt und abduziert sind (Abb. 35). Dem Kind fehlt das wichtige Entwicklungsstadium der Orientierung zur Mittellinie und zur Symmetrie bei dem bilateralen Gebrauch seiner Hände. Es kann seine Arme nicht nach vorn bringen, sie nicht zusammenführen und auch nicht am Daumen lutschen. Auch kann es nicht mit den Armen nach Spielsachen greifen. Wenn das Kind Nacken und Schultergürtel strafft, dann öffnet sich sein Mund besonders weit. Später finden wir oft subluxierte Kiefer, das Kind hat Schwierigkeiten, den Unterkiefer und die Lippen zu schließen und sabbert.

Zieht man das Kind zum Sitzen hoch, dann hängt der Kopf nicht nur nach hinten, sondern zieht aufgrund der Nackenretraktion sogar nach hinten. Deshalb kann das Kind beim Aufziehen zum Sitz nicht mit den Armen mithelfen. Viele Jahre kann es den Kopf nicht aus der Rückenlage hochheben. Später lernt es evtl., mit den Armen mitzuhelfen, wenn es zum Sitzen hochgezogen wird, indem es seine Hüftbeugung ausnützt, aber der Kopf zieht immer noch nach hinten.

Da bei vielen athetotischen Kindern die Beine weniger betroffen sind als Rumpf und obere Extremitäten, so kann das Kind evtl.

Die athetotische Quadriplegie 53

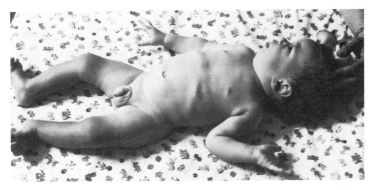

Abb. 35 Athetotische Quadriplegie. Asymmetrischer tonischer Nackenreflex, der Kopf ist nach rechts gedreht

seine Füße auf die Unterlage stützen und das Becken zur „Brücke" hochstemmen. Da diese Aktivität die einzig mögliche ist, so erfreut sie das Kind, verstärkt aber weiterhin Hals- und Schulterretraktion. Oft ist die einzige Möglichkeit für das Kind, sich auf dem Boden fortzubewegen, sich rückwärts mit den Beinen wegzustoßen. Diese Tätigkeit wird man nie bei einem normalen Säugling sehen.

Das Kind kann sich nicht aus der Rücken- in die Bauchlage drehen. Aus der Bauchlage kann es den Kopf nicht heben, sich nicht auf die Unterarme stützen oder auf dem Bauch kriechen. Es ist nicht gern in dieser Stellung.

Obwohl seine Beine noch vorwiegend gebeugt und abduziert sind, so führt doch die wachsende Extensorenaktivität des Halses und des Rumpfes in Rückenlage zu häufigen und kräftigen Extensionen der Beine. Diese Streckung tritt nun mehr und mehr mit Adduktion und Innenrotation auf. Die Füße fangen jetzt an, das typische athetotische Muster von Supination mit Dorsalflexion anstelle der vorherigen Pronation zu zeigen. Das Kind strampelt jetzt mit dem einen oder anderen Bein, manchmal auch reziprok. Das simultane Strampeln, wie es sich etwa beim normalen Säugling mit 4 Monaten im symmetrischen Stadium von Rumpf und Extremitäten zeigt, entwickelt sich gar nicht. Sind die Beine genauso stark betroffen wie die Arme und der Rumpf (was bei Kindern mit Athetose gemischt mit Spastizität und auch beim „dystonischen" Kind der Fall ist), so tritt die Extension der Beine mit starker Adduktion, Innenrotation und Kreuzen der Beine auf (Abb. 36). Bei gebeugten Beinen bleibt die Abduktion jedoch für lange Zeit ziemlich normal. Dies steht im

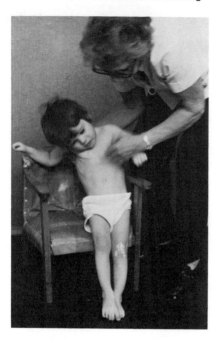

Abb. 36
Athetotische Quadriplegie.
Aufstehen: Extension mit
Adduktion der Beine.
Seitneigung des Rumpfes
und des Beckens nach
rechts durch die Seitneigung des Halses

Gegensatz zu der Adduktionsspastizität bei spastischen Kindern, wobei ein gewisser Adduktionswiderstand auch bei gebeugten Beinen vorhanden ist, wenn auch gewöhnlich nicht so deutlich wie bei gestreckten Beinen.

Setzt man das athetotische Kind auf, so fällt es entweder durch Zusammenfallen in der Hüfte nach vorn, oder es stößt sich zurück, wenn man es unterstützt. Es fällt auch leicht zu einer Seite, gewöhnlich zur mehr betroffenen.

Zweites Stadium: Sitzen, Knien und Rollen

Jetzt möchte sich das Kind mehr bewegen, und diese Anstrengung ruft unwillkürliche Bewegungen und intermittierende Spasmen der Extremitäten hervor. Wenn es nun versucht sich mitzuteilen, aber noch nicht sprechen kann, dann sieht man evtl. ein Grimassieren des Gesichts. Es wird leicht erregbar und frustriert, wenn es dauernd erfolglos versucht, etwas zu tun. Es kann seine Bewegungen nicht richtig koordinieren, zeitlich nicht abstimmen oder dirigieren. Es kann

Die athetotische Quadriplegie

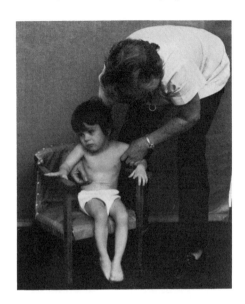

Abb. 37
Athetotische Quadriplegie. Das Kind kann nicht ohne Hilfe sitzen und die Füße nicht auf dem Boden halten

keine Stellung gegen die Schwere halten. Jede Anstrengung, besonders jede Streckung von Hals und Rumpf wird von einem Weitaufreißen des Mundes begleitet. Jetzt ist das Kind in ständiger Bewegung in Rumpf und Extremitäten, besonders in Händen und Füßen. Es wird nur locker und ruhig im Schlaf, obwohl sich selbst hier einige der schwer dystonischen Kinder nicht beruhigen können.

Das Kind kann nicht ohne Unterstützung sitzen. Setzt man es auf einen Stuhl, kann es seine Füße nicht auf dem Boden lassen (Abb. 37). Versucht es aufrecht zu sitzen, ziehen sich seine Knie aufgrund der übermäßigen Hüftbeugung nach oben. Oder seine Hüften und Knie strecken sich und es fällt nach rückwärts gegen die Stuhllehne; damit gleiten die Hüften nach vorn und seine Beine adduzieren und überkreuzen sich (Abb. 38 a, b). In beiden Fällen kann das Kind seine Füße nicht auf dem Boden behalten, um dem Rumpf Halt und Gegengewicht zu geben. Da meist der Armstütz gegen Seitwärtsfallen unmöglich ist, kann es seine Hände nicht auf die Unterstützungsfläche bringen, selbst wenn man ihm dabei hilft. Die exzessive totale Extension kann in einen kompletten Kollaps in Beugung nach vorn übergehen, wenn man die Hüften des Kindes gebeugt hält, z. B., wenn man das Kind an den Stuhl anbindet (Abb. 39 a, b). Die asymmetrische Haltung seines Rumpfes und der Mangel an Orientierung zur Mittellinie (in Kopf und Armen) führt oft zu einer

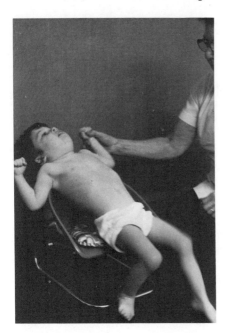

Abb. 38 a
Athetotische Quadriplegie. Sitz: Die Hüften strecken sich, das Becken rutscht nach vorn und das Kind fällt nach hinten

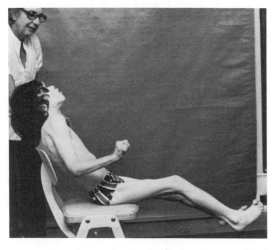

Abb. 38 b Athetotische Quadriplegie. Sitz: Das Kind versucht gerade zu sitzen und fällt nach hinten. Die Beine strecken und adduzieren sich

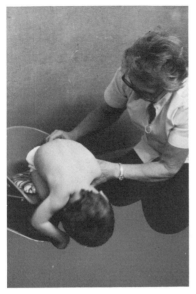 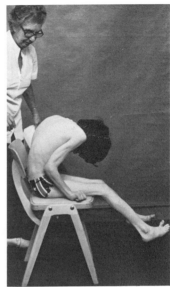

Abb. 39 a   Abb. 39 b

Abb. 39 a Athetotische Quadriplegie. Sitz: Totaler Zusammenbruch in Beugung, wenn die Hüften gebeugt werden

Abb. 39 b Athetotische Quadriplegie. Sitz: Exzessive Rumpfbeugung bei gebeugten Hüften

Skoliose und manchmal zu Subluxation oder Dislokation einer Hüfte (Abb. 40).

Das Kind kann seine Arme weder zum Stützen nach lateral, noch nach ventral oder dorsal einsetzen und ist nicht fähig, nach ventral zu greifen (Abb. 41). Es versucht zwar einen Arm nach vorn zu bringen, kann dies aber nur mit steif gestrecktem Ellbogen und gefausteter Hand. Der andere Arm zieht dabei entweder in Beugung oder in Streckung zurück (Abb. 42). Versucht das Kind mit einer Hand vor sich zu spielen, so neigt es dazu, zur Gegenseite zu fallen. Der Rumpf ist nicht nur asymmetrisch, sondern auch instabil. Das Kind kann seinen Kopf nicht unabhängig bewegen, der Rumpf folgt jeglicher Bewegung des Kopfes. Versucht das Kind nach oben zu sehen oder die Arme zu heben, dann fällt es nach hinten um; sieht es zu einer Seite, fällt es zu dieser Seite; sieht es nach unten, fällt es nach vorn.

5 Bobath, Entwicklung

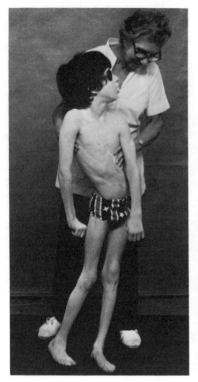
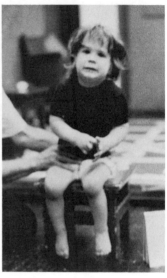

Abb. 40 Abb. 41

Abb. 40 Athetotische Quadriplegie. Die Asymmetrie der Rumpf- und Kopfhaltung führt zur Skoliose

Abb. 41 Athetotische Quadriplegie. Sitz: Kein Armstütz und keine Rumpfbalance

Obwohl das Kind noch nicht ohne Unterstützung sitzen kann, lernt es, sich aus der Rücken- in die Bauchlage zu rollen. Gewöhnlich tut es dies nur über eine Seite, indem es die weniger betroffene Seite benutzt. Es überwindet die Retraktion von Hals und Schultergürtel, indem es dieses Rollen mit Bewegungen seiner Beine und des Beckens einleitet, während Schultern und Arme nur folgen (Abb. 43). Dies steht im Gegensatz zum Kind mit spastischer Diplegie, das das Umdrehen von Kopf und Arm her einleitet und die Beine passiv folgen läßt. In der Bauchlage kann das Kind evtl. den Kopf

Die athetotische Quadriplegie 59

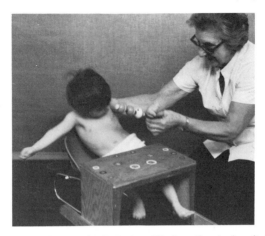

Abb. 42 Athetotische Quadriplegie. Das Kind greift mit dem linken Arm nach einem Spielzeug, der Ellbogen ist starr gestreckt und die Hand eine Faust. Der rechte Arm zieht gestreckt zurück. (Streckung des linken Beines, der Hüfte und des Rumpfes)

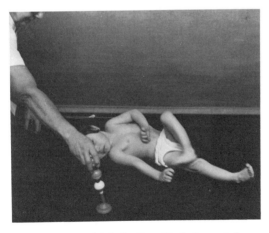

Abb. 43 Athetotische Quadriplegie. Das Umdrehen wird vom Bein her eingeleitet, die Schulter folgt nach

durch starke Extension in Hals und Rumpf hochheben. Es kann dies aber nur zu einer Seite und nicht in Mittelstellung ausführen. Auch kann es den Kopf nicht längere Zeit hochhalten.

Will das Kind aus der Bauchlage vom Boden hochkommen, so zieht es die Knie mit einem totalen Beugemuster unter den Bauch, der Kopf wird dabei nach unten gebeugt. Dann setzt es sich zwischen seine Füße, hebt Kopf und Rumpf, nimmt die Arme gestreckt nach vorn und die Hände auf den Boden. Dabei sind seine Ellbogen steif

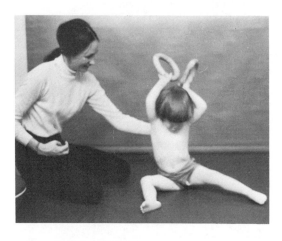

Abb. 44 a

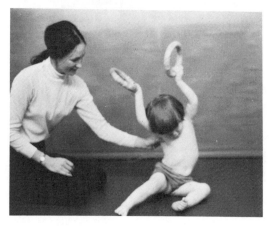

Abb. 44 b

Abb. 44 a Athetotische Quadriplegie. Sitzen und ausbalancieren mit Hüftbeugung

Abb. 44 b Athetotische Quadriplegie. Sitzen und ausbalancieren mit Hüftbeugung

Die athetotische Quadriplegie

gestreckt, die Arme adduziert und innenrotiert, die Hände zu Fäusten geschlossen. Noch später geht es auf den Knien vorwärts und springt wie ein Hase auf voll gebeugten Beinen. Einige Kinder können sogar den Rumpf anheben und auf ihren Knien ohne Armunterstützung hüpfen.

Das athetotische Kind kriecht gewöhnlich nie in Bauchlage und krabbelt nie reziprok auf Händen und Knien. Einige Kinder, die die Beine abduzieren können, lernen sogar auf dem Boden zu sitzen, ohne sich mit den Armen abzustützen. Sie halten den Sitz und das Gleichgewicht durch starke Hüftbeugung und bewegen sich sogar, wenn ihre Beine gut sind, auf ihrem Hinterteil vorwärts (Abb. 44 a, b). Obwohl sie ziemlich sicher auf dem Boden sitzen, ist es ihnen oft nicht möglich, auf einem Stuhl oder Hocker ohne Lehne zu sitzen und sich auszubalancieren (Abb. 45). Der Grund dafür ist, daß die Kniebeugung zusätzlich zur Hüftbeugung ein totales Beugemuster des ganzen Körpers ergibt.

Sitzt das Kind gut unterstützt in einem Stuhl mit einem Tisch vor sich, dann fühlt es sich sicher und versucht seine Hände zu benutzen. Meist kann es aber nur eine Hand gebrauchen, oft nur die linke

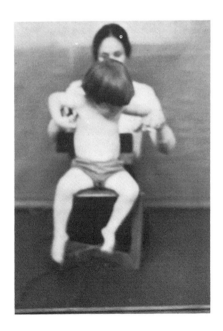

Abb. 45
Athetotische Quadriplegie.
Obwohl das Kind sicher
auf dem Boden sitzt, hat es
kein Gleichgewicht auf
dem Stuhl

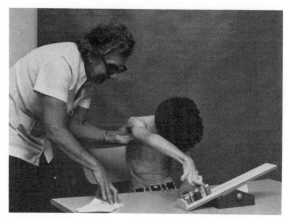

Abb. 46 Athetotische Quadriplegie. Am Tisch sitzend kann das Kind eine Hand benutzen

(Abb. 46). Das Kind kann seine Hände nur in der Mittellinie mit Beugung von Rumpf und Wirbelsäule nach vorn zusammenbringen. Dabei sind dann auch die Ellbogen gebeugt, die Arme adduziert und die Hände zu Fäusten geschlossen (Abb. 47). Streckt das Kind Hals und Wirbelsäule, kann es evtl. einen Arm mit starr gestrecktem Ellbogen heben, und durch Beugung im Handgelenk öffnet sich die Hand (Abb. 48). So kann es lernen mit einem Finger zu tippen.

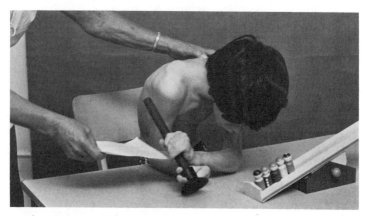

Abb. 47 Athetotische Quadriplegie. Gebrauch beider Hände mit exzessiver Beugung des Körpers

Die athetotische Quadriplegie

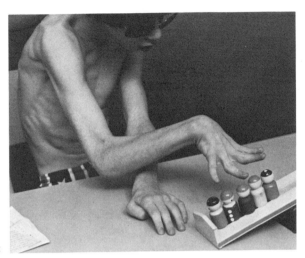

Abb. 48

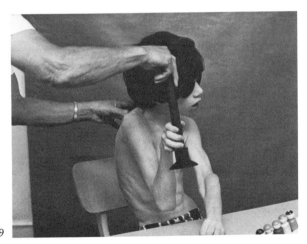

Abb. 49

Abb. 48 Athetotische Quadriplegie. Durch Handgelenksbeugung öffnet sich die Hand

Abb. 49 Athetotische Quadriplegie. Das Kind sieht von der Hand weg, die es benutzt

Der Griff einer athetotischen Hand ist schwach und nicht von Dauer. In Ruhe ist die Hand meist offen, das Handgelenk und der Ellbogen leicht gebeugt. Das athetotische Kind zieht seine Hand weg, anstatt zuzugreifen, wenn sich die Hand des Behandlers nähert oder wenn man ihm einen Gegenstand vorhält. Twitchell hat 1959 diese Greifschwierigkeit beschrieben und sie „avoidance reaction" genannt. Gelingt es dem Kind, einen Gegenstand zu fassen, so läßt es ihn auch bald wieder fallen.

Unabhängige Bewegungen der Augen, d. h. unabhängig von den Bewegungen des Kopfes, sind für Kinder mit athetotischen Quadriplegien schwierig oder auch unmöglich. Es bedeutet nämlich, daß sie den Kopf drehen müssen, wenn sie einen Gegenstand oder eine Person sehen wollen. Da ihnen aber Rumpfstabilität und Gleichgewicht fehlen, wirkt sich jede Kopfbewegung auf den ganzen Körper und die Extremitäten aus. Dies macht den unabhängigen Einsatz von Armen und Händen unmöglich und stört die Koordination von Auge und Hand. Nach oben zu sehen, ohne den Kopf und den Rumpf ruckartig nach hinten zu werfen, ist oft ein großes Problem. Da der Kopf gewöhnlich zu einer bevorzugten Seite gedreht ist, ist es für viele Kinder auch schwierig, in die entgegengesetzte Richtung zu sehen. Einige Kinder haben einen Nystagmus. Aber selbst ohne diesen ist das Konzentrieren auf einen Punkt über längere Zeit oder das Überblicken einer Linie schwierig oder unmöglich. Diese Tatsache macht das Lesen sehr schwierig. Ein weiteres Problem ist die Tatsache, daß die Kinder nicht auf die Hand sehen können, die sie benutzen, sondern den Kopf von ihr wegdrehen (Abb. 49).

Drittes Stadium: Stehen und Gehen

Zum Stehen kommen diese Kinder sehr spät. Selbst Kinder, die intelligent und deren Beine weniger betroffen sind als Rumpf und obere Extremitäten, lernen spät stehen. Viele athetotische Kinder kommen nie auf die Beine. Da sie die meiste Zeit im Rollstuhl oder gut unterstützt im Stuhl mit einem Tisch davor verbringen, entwickeln sich bei vielen von ihnen Beugedeformitäten in Hüften und Knien. Der Stand ist nur möglich, wenn die Beine einigermaßen normal sind und wenn sie Hüften und Knie mit abduzierten Beinen strecken können. Die größte Schwierigkeit beim Aufstehen liegt aber in ihrer Unfähigkeit, ihre Hände zum Hochziehen in den Stand einzusetzen. Die Streckung, die sie für den aufrechten Stand benötigen, läßt sie andererseits Kopf und Rumpf zurückschleudern; zusätzlich bewirkt diese Streckung noch die Retraktion der Arme in den Schultergelenken. Einige wenige Kinder stehen auf, indem sie

Die athetotische Quadriplegie 65

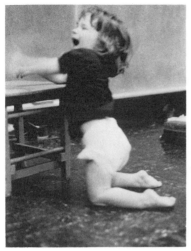
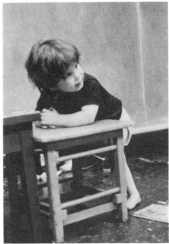

Abb. 50 a   Abb. 50 b

Abb. 50 a Athetotische Quadriplegie. Aufstehen über den Kniestand: Die Anstrengung der Streckung reißt den Mund weit auf

Abb. 50 b Athetotische Quadriplegie. Die gebeugten Arme liegen auf dem Stuhl, um sich hochzuziehen

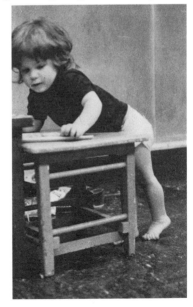

Abb. 50 c Athetotische Quadriplegie. Das Kind steht mit Unterarmstütz an einem Stuhl und spielt: Zeheneinkrallen des linken Fußes

zuerst auf die Knie gehen, dann ihre gebeugten Arme auf einen Stuhl legen und sich auf die Füße hochziehen (Abb. 50 a–c). Mit dieser Streckung ziehen sich die Schultern zurück, und beide Arme sind in den Ellbogen gebeugt. Ist der Kopf zu einer Seite gedreht, dann ist ein Arm gebeugt, der andere gestreckt. Die Kinder überstrecken ihre Knie, um Stabilität zu gewinnen. Die geringste Beugung in Hüften oder Knien würde zu einem Zusammenbruch in der gebeugten Haltung führen. Nur ein Bein hat die Tendenz, Gewicht zu übernehmen, während das andere in Beugung und Streckung auf dem Boden tapst. Das Kind kann erlernen, willentlich den asymmetrischen tonischen Nackenreflex zum Gehen einzusetzen. Es dreht dabei den Kopf zu dieser Seite, um die Streckung und die Gewichtübernahme auf dem „Beugebein" zu unterstützen (Abb. 51).

Gleichgewicht im Stand ist schwierig und nur nach sehr langer Zeit und Übung zu erlangen. Die Schulter- und Halsretraktion helfen

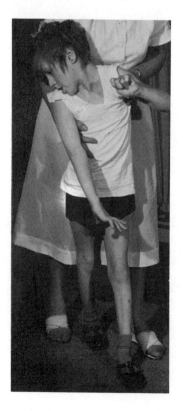

Abb. 51 Athetotische Quadriplegie. Ausnutzen des asymmetrischen tonischen Nackenreflexes, um zur Gewichtübernahme auf das rechte Bein zu kommen

Die athetotische Quadriplegie

dem Kind, sich gegen die Schwere aufzurichten, lassen aber gleichzeitig den Rumpf nach hinten neigen. Um nicht nach hinten zu fallen, schiebt das Kind entweder Kopf und Kinn nach vorn oder es drückt das Kinn auf seine Brust nach unten (Abb. 52 a, b). Diese Kopfbeugung ermöglicht ihm, seine Arme mit gestreckten Ellbogen nach vorn und unten zu bringen und seine Hände vor dem Körper zusammenzuhalten. So stabilisiert das Kind Schultergürtel und Rumpf, während das Vorschieben des Beckens mit der Extension der Hüfte ihm genügend Extension der Beine für die Übernahme des Gewichts verschafft.

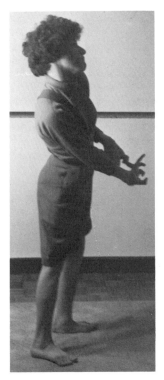
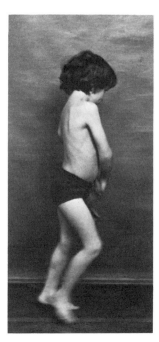

Abb. 52 a   Abb. 52 b

Abb. 52 a Athetotische Quadriplegie. Um nicht nach hinten zu fallen, wird das Kinn nach vorn geschoben und die Hände zusammengenommen

Abb. 52 b Athetotische Quadriplegie. Um nicht nach hinten zu fallen, wird das Kinn nach unten gedrückt und die Hände zusammengenommen

Gehen ohne Hilfe ist erst sehr spät möglich. Nur die Kinder, die mäßig oder nur ganz leicht betroffen sind, kommen überhaupt zu diesem Stadium. Wir hatten Patienten, die dies erst mit 15 Jahren erreichten. Wenn sie versuchten, die ersten freien Schritte zu machen, fielen sie leicht aufgrund eines plötzlichen Flexorspasmus zusammen. Oft hoben sie zuerst ihre Füße viel zu hoch und verloren dadurch ihr Gleichgewicht. Allmählich lernen sie es jedoch, die Beugung, die sie zusammenfallen läßt, zu vermeiden. Sie halten Hüften und Knie ein wenig gestreckt und schlurfen, ohne die Beine zu heben oder einen Fuß wirklich vor den anderen zu setzen, einher. Das Gewicht ist auf der Innenkante der Füße und verursacht Valgusdeformitäten.

Wenige Kinder, die nur leicht betroffen sind, lernen, auf schmaler Unterstützungsfläche zu gehen. Sie setzen einen Fuß vor den anderen. Ihr Gang ist unsicher, ruckweise und sehr asymmetrisch. Ein Bein führt, das andere folgt, ohne wirklich einen Schritt vor das andere zu tun. Gewöhnlich können sie das Gleichgewicht halten, indem sie einige Schritte rückwärts tun, wenn sie zurückzufallen drohen. Stehen ist viel schwieriger als Gehen. Diese Kinder können nie längere Zeit stillstehen, da sie immer Schritte nach rückwärts tun müssen, um im Gleichgewicht zu bleiben.

Die spastische Quadriplegie (Tetraplegie)

Die stark betroffenen Kinder

Bei diesen Kindern ist die Prognose schlecht, selbst wenn sie schon früh behandelt werden. Die Spastizität oder Rigidität ist schon mit einigen Wochen oder Monaten stark. Schon früh besteht Epilepsie oder entwickelt sich zumindest später. Anfälle verschiedenster Art treten auf: Muskelkrämpfe, leichte epileptische Anfälle oder große Krampfanfälle. Mikrozephalie und verschiedene Grade geistiger Behinderung können mit dem physischen Handicap des Kindes einhergehen. Einige Kinder haben Sehstörungen, sind teilweise oder ganz blind oder haben Seelenblindheit. Auch Hörstörungen oder Seelentaubheit können Begleiterscheinungen sein.

In Rückenlage sind der Opisthotonus zusammen mit dem vollständigen Fehlen der Kopfkontrolle frühe Symptome, ebenso wie eine steif gestreckte Wirbelsäule mit Schulterretraktion, Adduktionsspastizität und extremer Extension der Beine. Kontrakturen der Adduktoren entwickeln sich sehr früh und sind bei gebeugten oder gestreckten Beinen gleich stark. In den frühen Stadien besteht noch keine Innenrotation der Beine in den Hüften, aber sie wird sich später einstellen. Anfangs sind die Füße noch dorsalflektiert, aber sie plantarflektieren bald, wenn man es versuchsweise auf die Füße stellt. Asymmetrische tonische Nackenreflexe treten verstärkt auf. Dabei ist der Kopf vorzugsweise zu einer Seite gedreht und zur anderen Seite geneigt. Will man das Gesicht des Kindes zur anderen Seite drehen, fühlt man einen Widerstand. Die Seitneigung des Halses wirkt sich auf die gesamte Wirbelsäule aus. Sie bewirkt eine Asymmetrie des Rumpfes und eine Schiefhaltung des Beckens. Dies geht mit einer Hüftdysplasie einher und oft mit einer Subluxation oder Dislokation der Hüfte (meist der linken) (Abb. 53). Bei einigen Fällen ruft die Adduktionsspastizität und die Innenrotation der Beine das Ausrenken beider Hüften hervor.

Legt man das Kind auf den Bauch, so kann es den Kopf nicht heben und die Wirbelsäule und die Hüften nicht strecken. Es kann sogar außerstande sein, den Kopf auf eine Seite zu legen, um die Atemwege frei zu bekommen. Wegen dieser Atemschwierigkeiten ist dem Kind diese Lage unangenehm. Deshalb legt die Mutter ein solches Kind auch nicht auf den Bauch, und so bleibt es viele Monate lang immer auf dem Rücken liegen.

Das Kind kann nicht allein sitzen und fällt nach einer Seite. Der Rücken ist sehr krumm, die Hüften ungenügend gebeugt, und die Beine sind viel zu adduziert um ihm eine Sitzbasis zu geben. All das, zusammen mit der Asymmetrie der Wirbelsäule, ergibt eine Kyphoskoliose bei dem Kind.

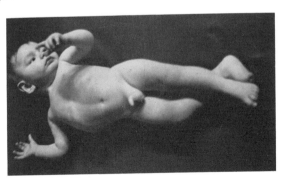

Abb. 53 Spastische Quadriplegie. Asymmetrie des Rumpfes mit Seitneigung des Halses, Schiefhaltung des Beckens, Innenrotation und Adduktion des linken Beines. Beachte die Außenrotation und die Beugung des rechten Beines

Schon früh und für eine sehr lange Zeit haben die Mütter bei diesen Kindern Ernährungsschwierigkeiten. Zungenstöße sind genauso häufig wie Saug- und Schluckschwierigkeiten. Das Kind würgt beim Füttern. Einige Kinder leiden unter falscher Atmung; Stridor und Respiration geben besonders nachts Probleme auf.

Sogar frühe Behandlung hat häufig nur begrenzte Ergebnisse bei der Förderung der Entwicklung dieser Kinder. Die Behandlung kann jedoch dazu beitragen, einige, wenn nicht alle, Kontrakturen und Deformitäten, die sich schnell oft schon in Monaten entwickeln würden, zu verhüten. Besonders in den frühen Stadien, wenn wir das Potential des Kindes noch nicht kennen, ist die Behandlung und der Rat für zu Hause wichtig, um der Familie Hilfe und Unterstützung zu geben. Sie verhilft der Mutter zur leichteren Versorgung des Kindes und gibt ihr mehr Selbstvertrauen.

Das leichter betroffene quadriplegische Kind

Zum Glück ist die Mehrzahl der spastischen Quadriplegien nicht so schwer betroffen wie die eben beschriebenen. Die mäßigen Fälle entwickeln ihre Spastizität allmählicher im Lauf des ersten Jahres. Obwohl man auch bei ihnen frühe Zeichen, oft schon mit 3–4 Monaten, oder noch früher entdecken kann. Die Spastik wird nicht so stark, als daß sie das Kind daran hindern würde, sich zu bewegen. Die Verteilung der Spastizität befällt immer eine Seite mehr als die andere. Sie kann auf der einen Seite stark sein und mäßig auf der anderen. Sie kann auf einer mäßig sein und auf der anderen nur ganz gering ausgeprägt. Diese asymmetrische Verteilung der Spastizität fördert zusammen mit dem ausschließlichen Gebrauch eines Armes und einer Hand die Tendenz zur Skoliose. Das schwer betroffene Kind, das sich überhaupt nicht bewegen kann, wird verunstaltet, weil es in einigen wenigen abnormen Mustern verharrt. Das weniger betroffene Kind versucht sich zu bewegen und etwas zu tun. Es kann dies aber nur auf einigen wenigen abnormen Wegen, d. h., in stereotypen abnormen Mustern und mit ungeheurer Anstrengung; dies erhöht aber wiederum seine Spastizität. Manchmal entwickeln Kinder, die man als spastische Quadriplegien (mit 8 oder 10 Monaten) diagnostiziert hat, athetoide Bewegungen zusätzlich zu ihrer Spastizität. Dies passiert gewöhnlich dann, wenn sie zwischen 18 und 24 Monaten aktiver werden.

Erstes Stadium: Rückenlage, Bauchlage, unterstützter Sitz

Das Kind ist ein starker Spätentwickler. Erste Zeichen sind der Mangel an Kopfkontrolle beim Hochziehen zum Sitz und die Unfähigkeit, den Kopf aus der Bauchlage zu heben (Abb. 54). Das

Die spastische Quadriplegie 71

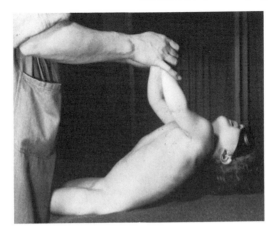

Abb. 54 Spastische Quadriplegie. Mangel an Kopfkontrolle beim Hochziehen zum Sitz

Kind bleibt auf dem Rücken liegen und dreht sich nicht um, es kann sich nicht aufsetzen.

Liegt das Kind auf dem Rücken, dann hält es zunächst seine Beine wie ein normaler Säugling von 2–3 Monaten etwas abduziert und gebeugt (Abb. 55). Es bewegt jedoch seine Beine kaum und strampelt nur schwach. Meist bewegt sich das rechte Bein mehr als das

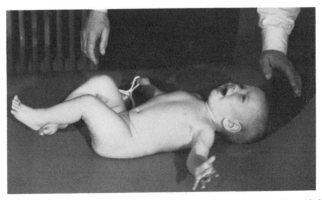

Abb. 55 Spastische Quadriplegie. Die Beine zeigen eine gewisse Abduktion in Beugung, das rechte Bein ist mehr gebeugt und abduziert als das linke

linke und ist in Beugung abduziert. Dieses asymmetrische Stampeln eines Beines dreht das Becken leicht auf dieser rechten Seite nach hinten und bewirkt wiederum eine Adduktion und Innenrotation des linken Beines. Dieses Muster muß man sorgfältig im Auge behalten, da es der Vorläufer für eine eventuelle Subluxation oder Dislokation der linken Hüfte ist.

Das Strampeln ist gewöhnlich auf das eine oder andere Bein begrenzt. Hüfte und Knie bleiben während der Streckphase leicht gebeugt. Mit der unvollständigen Extension sehen wir schon etwas Adduktion und oft, schon zu einem frühen Stadium, auch die Innenrotation der Beine. Reziprokes Strampeln sieht man selten. Das mit 4 oder 5 Monaten vorhandene Simultanstrampeln beider Beine entwickelt sich überhaupt nicht. Ebensowenig findet man die Streckung der Beine mit Abduktion und Außenrotation. Sie entwickelt sich beim normalen Säugling vom 5.–6. Monat an. Das Muster der Streckung mit Abduktion ist zur Vorbereitung für das Gleichgewicht im Stand und beim Gehen sehr wichtig. Ebenso wie das hemiplegische und das diplegische Kind dorsalflektiert das quadriplegische Kind die Füße nur mit Hüft- und Kniebeugung und plantarflektiert und supiniert seine Füße wenn es seine Beine streckt.

Das normale Baby bewegt seine Füße und Zehen schon mit wenigen Wochen unabhängig von Hüft- und Kniestellung. Die Zehen eines

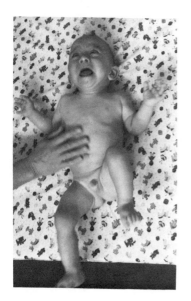

Abb. 56 Spastische Quadriplegie. Frühe Beugung und Abduktion der Beine

spastischen Kindes bleiben ähnlich der Fauststellung der Hand in einer „Greifstellung" palmarflektiert. Es ist interessant, das in diesem frühen Stadium, d. h. ehe man das Kind hinstellt oder aufsetzt, die Beine noch nicht viel Extensoren- oder Adduktionsspastizität zeigen (Abb. 56). Bei passiver Abduktion mit gebeugten Beinen findet man noch kaum Widerstand, obwohl man die volle Abduktion mit gestreckten Beinen nicht so leicht wie beim normalen Säugling erhält. Gewöhnlich zeigt sich am linken Bein bei der Abduktion mehr Widerstand als am rechten.

In Rückenlage findet man eine starke Retraktion der Arme in den Schultern mit Beugung der Ellbogen und die Hände zu Fäusten geschlossen. Das Kind kann nicht nach vorn greifen, d. h., es kann nur einen Arm durch den asymmetrischen tonischen Nackenreflex ausstrecken (Abb. 57). Die Moro-Reaktion hält sich lange Zeit, manch-

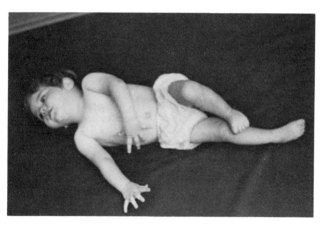

Abb. 57 Spastische Quadriplegie. Asymmetrischer tonischer Nackenreflex mit Streckung von Arm und Bein, dem das Gesicht zugewandt ist

mal sogar jahrelang (Abb. 58). Der asymmetrische tonische Nackenreflex ist beidseits positiv, aber oft rechts viel deutlicher auszulösen. Der Hals ist außerdem nach links gebeugt. Diese Reflexe verhindern, zusammen mit der Retraktion im Schultergürtel, daß der Säugling seine Hände in Mittellinie zusammenbringen kann. Ihm fehlt das Stadium der normalen symmetrischen Rumpfentwicklung, der bilaterale Gebrauch der Hände und die Fähigkeit, einen Gegenstand von einer Hand in die andere zu geben. Diese Kinder können nicht wie normale Säuglinge nach Gegenständen greifen oder sie in den Mund stecken.

6 Bobath, Entwicklung

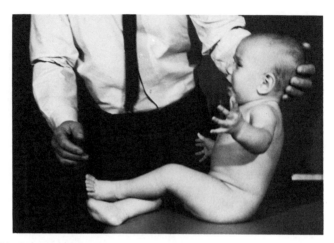

Abb. 58 Spastische Quadriplegie. Moro-Reaktion

In Bauchlage ist der Rumpf der Kinder gebeugt und die Schultern nach vorn gezogen (Abb. 59). Die Arme sind adduziert und oft genug unter der Brust eingeklemmt. Die Hüften und Knie sind auch gebeugt, und ihrer passiven Streckung wird ein starker Widerstand entgegengesetzt. Das Kind kann den Kopf nicht heben, sondern ihn höchstens nach einer Seite legen, gewöhnlich aber nicht zu beiden. Außerdem kann das Kind seine Arme nicht unter der Brust vorziehen und nach vorn legen, um sich auf seine Unterarme zu stützen. Es fühlt sich in dieser Lage unbequem und protestiert durch Weinen dagegen. Hebt man seinen Kopf passiv hoch, so fühlt man starken **Widerstand im Hals und im Rumpf**, und das Kind kann seine Arme

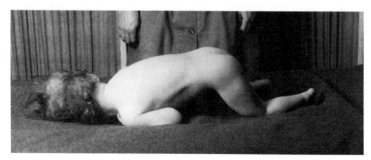

Abb. 59 Spastische Quadriplegie. Totales Beugemuster in Bauchlage

Die spastische Quadriplegie 75

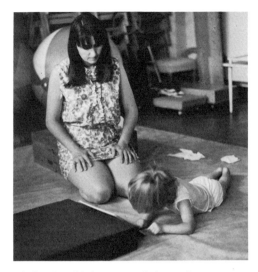

Abb. 60 Spastische Quadriplegie. Kopfheben mit starr gestreckten und adduzierten Beinen

nicht zum Abstützen einsetzen. Die Kinder ziehen sich in Beugung hoch, so daß sie dann sozusagen am „Hals hängen". Die Hebung des Kopfes kann durch Hüftstreckung unterstützt werden, aber dann adduzieren und strecken sich die Beine steif (Abb. 60). Das normale Kind leitet die Streckung der Wirbelsäule und der Hüften durch Kopfheben ein und indem es sich auf seine Unterarme stützt. Im Gegensatz zum spastischen Kind bleiben dabei die Beine des normalen Kindes abduziert und gebeugt und bleiben es auch bei gestreckten Beinen, d. h. in einem Alter von etwa 5–6 Monaten. In diesem Stadium kann sich das normale Kind auch auf die gestreckten Arme hochstützen; das Kind mit spastischer Quadriplegie kann dies nicht.

Beim unterstützten Sitz ist der Rücken des quadriplegischen Kindes sehr rund. Ebenso wie das diplegische Kind sitzt es auf dem Sakrum und muß seinen Rumpf über die Sitzfläche mit einer kompensatorischen Kyphose nach vorn bringen. Der Kopf des Kindes fällt nach vorn und unten (Abb. 61). Da die Rumpfhaltung asymmetrisch mit Seitneigung des Halses ist, kommt zur Kyphose noch eine Skoliose. Anfangs ist die Wirbelsäule beweglich und kann ausgerichtet werden, indem man den Kopf in die Mittellinie bringt. Es bahnt sich jedoch womöglich eine bleibende Kyphoskoliose für die Zukunft an.

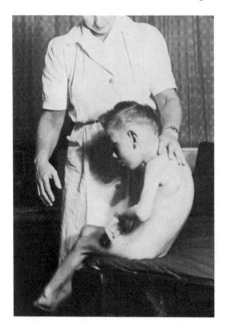

Abb. 61
Spastische Quadriplegie. Das Kind sitzt auf dem Sakrum in Kyphose, der Kopf ist nach unten gebeugt

Die Beine des Kindes sind jetzt adduziert und halb gebeugt, mit Plantarflexion im Fuß und in den Zehen (Abb. 62). Trotz der Beugung in Wirbelsäule und Hals sind die Arme in den Schultern zurückgezogen, die Ellbogen gebeugt und proniert, die Hände zu Fäusten geschlossen. In dieser Beugehaltung kann das Kind nur nach unten sehen. Damit das Kind auch einmal die Leute und seine Umgebung sehen kann, wird es halbliegend unterstützt. Wenn es bei der Mutter auf dem Schoß sitzt, dann lehnt es sich zurück und neigt auch dazu, sich zurückzustoßen. Hüften und Beine strecken sich, werden dann adduziert und kreuzen sich oft.

Zweites Stadium: Sitz und Rollen

Allmählich entwickelt das Kind etwas Kopfkontrolle beim Sitzen und schützt sich vor dem Fallen nach rückwärts durch spontane Kopfbeugung. Zieht man es zum Sitzen hoch, so hängt der Kopf anfangs zurück. Das Kind hebt den Kopf nur, wenn die Hüften einen gewissen Beugewinkel erreicht haben, d. h., wenn es halbwegs zum Sitz gekommen ist. Das Kind kann den Kopf nicht aus der Rückenlage heraus anheben. Es kann nicht nach vorn greifen und seiner Mutter

Die spastische Quadriplegie

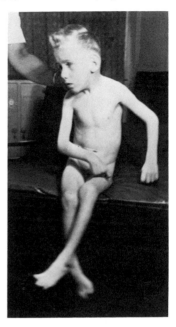

Abb. 62 Spastische Quadriplegie. Beim Sitz adduzieren die Beine mit plantarflektierten Füßen und Zehen

die Arme entgegenstrecken, um sich damit beim Hochsetzen zu helfen. Im Sitzen sind seine Arme jetzt evtl. als Teil der willentlichen Beugung von Kopf und Rumpf anstelle der früheren Retraktion in den Schultern nach vorn gezogen. Die Arme sind in Flexion und Pronation starr. Weil man die Kinder oft so lange unterstützt sitzen läßt, wird der Beugehypertonus so stark, daß manche Kinder damit sogar den Kopf aus der Rückenlage hochheben, obwohl sie es nicht aus der Bauchlage können. Im Sitzen kann das Kind jetzt mit seiner erreichten Kopfkontrolle nach vorn sehen. Sieht es aber nach oben, so fällt es immer noch leicht zurück, wenn es nicht unterstützt wird. Ist es unterstützt, tendiert es dazu, sich zurückzustoßen. Schreckreaktionen oder sogar ein Moro-Reflex bleiben Jahre trotz einiger Kopfkontrolle bestehen. Bei einigen Kindern wird jedoch das Beugemuster und die Beugespastizität so stark, daß diese Reaktionen gehemmt werden und nicht auftreten können. Diese exzessive Beugung stört dann die Entwicklung des Stützens mit gestreckten Armen (die Parachute-Reaktion) und stört ebenso die Fähigkeit, mit den Händen nach vorn und oben zu greifen.

Bei vielen Kindern entwickeln sich allmählich Kontrakturen der Flexoren und Pronatoren in den Ellbogen. Einige Kinder lernen, zur

78 Stadien abnormer Entwicklung

seitlichen Unterstützung einen Arm einzusetzen oder mit einer Hand Gegenstände im Grobgriff zu halten und wieder loszulassen. Obwohl ein Kind bis zu einem gewissen Grad im Sitzen den Kopf kontrollieren kann, kann es ihn nicht unabhängig vom Rumpf bewegen und entwickelt deshalb kein Körpergleichgewicht. Jegliche Bewegung des Kopfes nach der Seite oder nach hinten läßt das Kind umfallen, wenn es nicht unterstützt ist (Abb. 63 a, b).

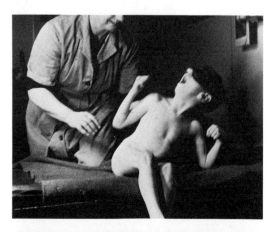

Abb. 63 a

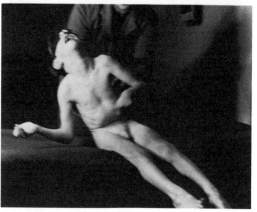

Abb. 63 b

Abb. 63 a Spastische Quadriplegie. Eine Kopfbewegung zur Seite läßt das Kind zu dieser Seite hin umfallen

Abb. 63 b Spastische Quadriplegie. Eine Kopfbewegung nach hinten läßt das Kind nach hinten umfallen

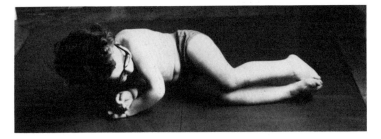

Abb. 64 Spastische Quadriplegie. Umdrehen in einem totalen Beugemuster

Das quadriplegische Kind verbringt die meiste Zeit unterstützt im Sitz oder auf einem Stuhl angebunden. Die Beine sind adduziert und in Hüften und Knien gebeugt. Damit verhindert man aber auch, daß das Kind lernt, in den Hüften zu balancieren oder seine eigene aktive Rumpfkontrolle zu entwickeln. Das Kind lernt zu essen ohne fähig zu sein, seine Arme zu heben und die Hände zum Mund zu führen. Es muß deshalb den Kopf zur Hand hinunterbeugen. Damit verstärkt es die Beugung der Hüften und der Knie, und die Gefahr von Beugekontrakturen erhöht sich. Dasselbe Beugemuster setzt das Kind zum Greifen, zum Manipulieren von Gegenständen ein und wenn es schreiben lernt.

Obwohl sich das unterstützte Sitzen gebessert hat und ein Kind fähig sein kann, wenigstens eine Hand bis zu einem gewissen Grad zu benutzen, so ist es doch für viele Kinder schwierig oder unmöglich, sich aus der Rückenlage in die Bauchlage zu drehen. Sie können sich nur auf eine Seite drehen, indem sie dafür die weniger betroffene Seite einsetzen. Sie benutzen dazu ein totales Beugemuster des ganzen Körpers, ohne Rotation in der Wirbelsäule und ohne Extension der Hüften (Abb. 64). Nur die Kinder, die aus der Bauchlage den Kopf heben können, können sich ganz auf den Bauch drehen. Da sie sich jedoch höchstens auf die Unterarme stützen können, aber keinen Arm nach einem Spielzeug ausstrecken, sind sie praktisch unfähig, ihre Hände in Bauchlage zu benutzen. Sie mögen deshalb diese Stellung nicht und bleiben lieber auf dem Rücken liegen, wenn man sie auf den Boden legt.

Drittes Stadium: Fortbewegung auf dem Boden. Sitz ohne Unterstützung, Stehen und Gehen

Nur Kinder mit mäßiger Spastizität erreichen dieses Stadium. In Bauchlage auf dem Boden bewegen sie sich ähnlich wie das diplegische Kind. Sie ziehen sich mit gebeugten und pronierten Armen und geballten Händen vorwärts. Ihre steif gestreckten und adduzierten Beine schleifen sie hinter sich her. Das diplegische Kind kann sich mit den Armen nach hinten auf seine Knie schieben, wenn es hoch will. Das quadriplegische Kind nimmt den Kopf nach unten und zieht mit voller Flexion von Rumpf und Armen die Knie unter den Bauch (Abb. 65 a, b). Dann setzt es sich auf seine Füße zurück,

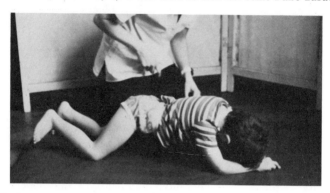

Abb. 65 a

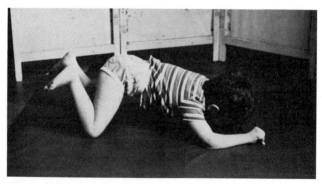

Abb. 65 b

Abb. 65 a Spastische Quadriplegie. Das Kind nimmt den Kopf nach unten und zieht die Knie mit dem Beugemuster unter den Bauch, um auf die Knie zu kommen.

Abb. 65 b Spastische Quadriplegie. Das Kind nimmt den Kopf nach unten und zieht die Knie mit dem Beugemuster unter den Bauch, um auf die Knie zu kommen. Beachte: das Kind kann sich nicht mit seinen Armen hochdrücken

Die spastische Quadriplegie 81

kann aber oft nicht die Arme strecken, um den Körper zu heben. Es bleibt auf den Unterarmen und hebt den Kopf, um etwas zu sehen. Einige Kinder können den Kopf heben, die Arme etwas strecken und den Rumpf aufrichten. Dann setzen sie sich wie die diplegischen Kinder zwischen ihre Füße (Abb. 66 a, b, c).

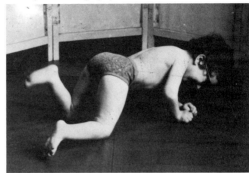

Abb. 66 a Spastische Quadriplegie. Das Kind kann den Kopf heben und auf halbgebeugte Arme gehen

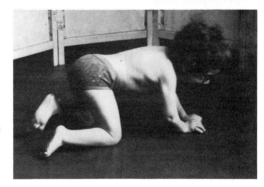

Abb. 66 b Spastische Quadriplegie. Das Kind hebt den Rumpf und geht auf Händen und Knien

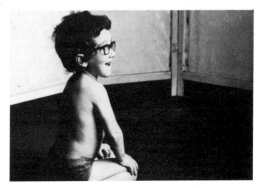

Abb. 66 c Spastische Quadriplegie. Das Kind sitzt zwischen seinen Füßen

Auf Händen und Knien umherzugehen ist sehr schwer und langsam, da die Arme in halber Beugung zu starr sind. Das bedeutet, daß die Kinder ihre Tage kniend, kriechend oder sitzend verbringen. Sie können noch nicht stehen und schätzen die Bauchlage auf dem Boden nicht mehr. Diese Aktivität gab ihnen vorher eine gewisse Streckung als sie sich auf dem Boden entlangzogen, statt auf allen Vieren zu kriechen, was sie nunmehr vorziehen. Alles wird jetzt mit zuviel Beugung in Rumpf und Extremitäten gemacht und damit die Flexorenspastizität noch mehr verstärkt. Es ergeben sich Beugekontrakturen und -deformitäten in der Wirbelsäule, Hüften und Knien.

Nur die leicht betroffenen spastischen Quadriplegien, oder diejenigen, die eine leicht und eine mäßig geschädigte Seite haben, kommen zum freien Sitz mit Rumpfbalance und weiter zum Aufstehen. Dafür brauchen sie wenigstens einen guten Arm, um nach vorn zu langen und sich zum Stand hochzuziehen oder sich aus Rückenlage aufzusetzen. Sie können jedoch nicht aus der Bauchlage zum Sitz hochkommen, da sie dafür Armstütze brauchen und ganz besonders Rumpfrotation. Normale Säuglinge tun dies etwa mit 8 Monaten, lange ehe sie sich aus der Rückenlage zum Sitzen hochdrücken.

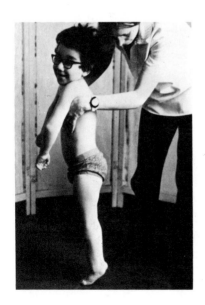

Abb. 67 Spastische Quadriplegie. Das Kind steht auf den Zehen mit adduzierten Beinen. Beachte die Innenrotation der Arme und Beine

Gehen ohne Hilfe, auch auf abnorme Weise, ist für die meisten dieser Kinder wegen der Gleichgewichtsprobleme und der sehr engen Standbasis unmöglich. Sie stehen mit steif gestreckten oder halbgebeugten, adduzierten und nach innen gedrehten Beinen auf den Zehen (Abb. 67).

Zusammenfassung

Die motorische Entwicklung eines Kindes mit einer Zerebralparese zeigt einige typische Merkmale, die in diesem Büchlein beschrieben wurden. Der Haltungstonus der Kinder und seine motorischen Muster ändern sich mit dem Wachstum und mit seiner Entwicklung. Eine Zerebralparese ist beim jungen Säugling nicht leicht zu diagnostizieren, es sei denn, das Kind ist ganz schwer betroffen. Zunächst ist die Spastizität oder die Athetose leicht oder sogar gar nicht vorhanden, und es bestehen keine Deformitäten. Im Laufe der Jahre ändert sich das Bild.

Die beschriebene Reihenfolge abnormer Entwicklung bei den verschiedenen Typen der Zerebralparese wurden bei einer Vielzahl von Kindern beobachtet. Viele davon hatten schon spontan ihre abnormen Aktivitäten entwickelt, ehe sie zur Behandlung kamen. Man muß die Folge der abnormen motorischen Entwicklung kennen, um ihr Auftreten bei sehr jungen Kindern vorherzusehen. Dadurch kann man die ersten Zeichen abnormen Verhaltens aufspüren und die Folgen für die zukünftigen Aktivitäten des Kindes erkennen, ebenso die mögliche Entwicklung von Kontrakturen und Deformitäten. Bei älteren Kindern kann man damit zurück und vorwärts sehen, d. h., man kann dadurch verstehen, was die bestehenden Probleme des Kindes verursacht hat; man kann aber auch vorherbestimmen, was in Zukunft eintreten wird.

Durch diese Kenntnisse kann man die Behandlung hinsichtlich der Verhütung von Abnormitäten planen, anstatt hinterher zu versuchen, sie wieder zu korrigieren. Ebenso kann man weitere Verschlechterungen vermeiden. Obwohl sich ein Kind mit einer Zerebralparese nicht normal entwickeln kann oder nicht alle Entwicklungsstadien eines normalen Kindes durchlaufen kann, so kann und sollte doch eine sorgfältig geplante Behandlung und Heimversorgung helfen, den abnormen Haltungsmustern und Bewegungen frühstmöglich entgegenzuwirken. Gleichzeitig kann man dem Kind die wichtigsten vorbereitenden Bewegungsmuster geben, die es für seine Aktivitäten braucht die es gerade versucht, auszuführen oder die es in seinem Alter und seinem Entwicklungsstadium erlangen sollte.

Die Behandlung wurde früher beschrieben (K. u. B. Bobath, 1963, 1964, 1967, 1971), ebenso die Handhabung des Kindes zu Hause (N. Finnie, 1968).

Literatur

Bobath, B.: Treatment principles and planning in cerebral palsy. Physiotherapy 4 (1963)

Bobath, B.: A neuro-developmental treatment of cerebral palsy. Physiotherapy 8 (1963)

Bobath, B.: The very early treatment of cerebral palsy. Developmental Medicine and Child Neurology 9 (1967) 373–390

Bobath, B.: Motor development, its effect on general development and application to the treatment of cerebral palsy. Physiotherapy 11 (1971)

Bobath, K.: The normal postural reflex mechanism and its deviation in children with cerebral palsy. Physiotherapy 11 (1971)

Bobath, K., B. Bobath: The facilitation of normal postural reactions in the treatment of cerebral palsy. Physiotherapy 8 (1964)

Bobath, K., B. Bobath: The neurodevelopmental treatment of cerebral palsy. J. Amer. Phys. Ther. Assoc. 47 (1967)

André-Thomas, Yves Chesni, St. Anne Dargassies: The neurological examination of the infant. Little Club Clinics in Developmental Medicine 1 (1960) 29–31

Doran Benyon, Sheila: Intensive Programming for Slow Learners. Merrill Publishing, Columbus, Ohio (pp. 11–24)

Finnie, N.: Handling the Young Cerebral Palsied Child at Home. Heinemann Medical Books, Second Edition 1974

Illingworth, R. S.: The Development of the Infant and the Young Child, Normal and Abnormal. Livingstone, Edinburgh 1960 (p. 140)

Ingram, T. T. S.: Muscle tonus and posture in infancy. Cerebral Palsy Bulletin 5 (pp. 6 and 31)

MacKeith, R.: The primary walking response and its facilitation by passive extension of the head. Escratti da »Acta Paed. Latina«, Vol. XVII. Supplied as Rasc. 6, 1964

Milani-Comparetti, A.: Spasticity versus patterned postural and motor behaviour of spastics. From Excerpta Medica International Congress Series, No. 107, Proceedings of the IVth International Congress of Physical Medicine, Paris 6–11th September 1964

Robson, P.: Variations of normal motor development. Study Group on Promoting Better Movement in Children with Motor Handicap. Nottingham. September 1973

Robson, P.: Shuffling, hitching, scooting or sliding. Developmental Medicine and Child Neurology 10 (1970) No. 5, (pp. 608–617)

Rosenberg, B., G. M. Weller: Minor physical anomalies and academic performance in young school children. Developmental Medicine and Child Neurology 15 (1973) (pp. 131–135)

Twitchell, T. E.: On the motor deficit in congenital bilateral athetosis. J. nerv. ment. Dis. 129/II (1959)

Sachverzeichnis

A

Abnormität 3, 13, 15
Aktivität, spontane 5
Anomalie 14
Armstütz 11
Armstützfunktion 4
Asymmetrie 21, 33, 39, 49, 69
Ataxie 14, 19, 21
Athetose 13 ff, 19 ff, 83

B

Beugedeformität 83
Beugekontraktur 83
Beugemuster, totales 31 ff, 60 ff
Bewegungsablauf, abnormer 3 ff
– motorischer 3 ff
Bewegungsmuster, abnormes 14 ff, 20, 39
– normales 15
– primitives 15
– selektives 1, 14 ff, 20, 39
Bilateralität 11
Bronchitis 49
Bronchopneumonie 49

D

Defizit, sensorisches 43
Deformität 13, 70, 83
Diagnose, frühe 16, 20
Diplegie 3, 14
– spastische 21 ff, 58
Dislokation 34, 69, 72

E

Entwicklung, abnorme 1, 11, 22, 83
– Meilensteine 11 ff, 20, 22
– motorische 8, 15 ff, 83
– normale 3, 8 ff
– retardierte 3
Epilepsie 68
Extension, tonische 18
Extensorenaktivität 18
Extensorenspastizität 47
Extensorenstoß 19

F

Feinbewegung, selektive 3
Flexorenspastizität 32, 48, 83
Flexorspasmus 68

G

Galant-Reflex 49
Gehen, automatisches 9
Gleichgewicht 1, 4, 31, 34 ff, 66, 68
Gleichgewichtsreaktion 5 ff, 12, 28, 37, 47

H

Haltungskontrolle 19
Haltungsmuster 11, 39, 84
– abnormes 14
Haltungsreflex 11
Haltungstonus 16, 22, 49, 83
– abnormer 12
Hemiplegie 3, 13 ff, 21, 39
Hypertonus 16
Hypertonie 10
Hypotonus 16

K

Kontraktur 13, 48, 70, 77, 83
Kopfkontrolle 4, 6 ff, 22, 27, 49, 68, 70, 76 ff
Körperstellreaktion 5, 7
Kyphose 75
Kyphoskoliose 69, 75

L

Landau-Reaktion 5 ff
Lordose 32, 37

M

Meilensteine, Entwicklung 1, 3 ff, 11 ff, 15, 20, 22
Mikrozephalie 68
Mittellinie 6, 22, 43, 73, 75
Monoplegie 13, 21
Moro-Reaktion 43, 73, 77
Muster, abnormes 11, 14 ff, 18, 70
– asymmetrisches 26, 34
– motorisches 3, 83
– primitives 16
– stereotypes 70
– totales 24

N

Nackenreflex, asymmetrischer tonischer 16, 19, 51 ff, 66, 69, 73
Nystagmus 64

O

Opisthotonus 18, 68
Orientierung zur Mittellinie 6, 52, 55
– symmetrische 4

P

Parachute-Reaktion 29, 45, 77
Paraplegie 13, 21
Pathologie 11
Perzeptionsproblem 3, 15
Prognose 14

Q

Quadriplegie, athetotische 21, 49, 64
– spastische 3, 13 ff, 17, 21 ff, 68, 70, 75, 81, 82

R

Reaktionen, assoziierte 26, 41 ff
– primitive 13
Reflexe, asymmetrisch tonische 18
Retardierung, geistige 3 ff, 11 ff, 15 ff
Retraktion 39, 42, 48, 58, 64, 73, 77
Rigidität 21, 68
Rotation 8, 79
Rumpfkontrolle 4
Rumpfrotation 8, 11, 24, 31

S

Schlaffheit 21
Schreitreflex 9
Schulterretraktion 39
Schutzreaktion 5 ff, 29
Spasmus, intermittierender 19, 54
Spastizität 13, 17, 21, 36, 47, 68, 70, 79, 83
Stabilität 66
Stehen, primäres 9
Stellreaktion 6, 8
Stimulation, propriozeptive 47
Strabismus 21
Strampeln, reziprokes 72
Streckaktivität 5
Streckreflex, gekreuzter 9
Strecktendenz 9
Stützreaktion 47
Subluxation 23, 34, 69, 72
Symmetrie 5

T

Tonus, fluktuierender 16
Traktionsversuch 9
Tetraplegie, siehe Quadriplegie

U

Unterstützung 7
Unterstützungsfläche 5, 36

V

Valgusdeformität 35, 68

Z

Zerebralparese 3, 11 ff, 20, 83